蔬果
对症养生图典

张明 ◎ 编著

U0388499

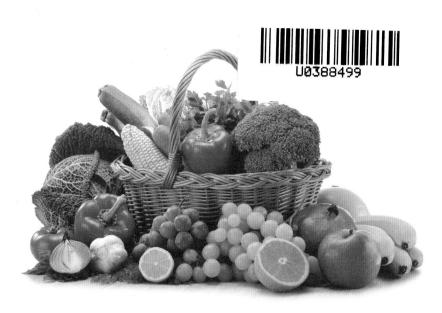

辽宁科学技术出版社
·沈阳·

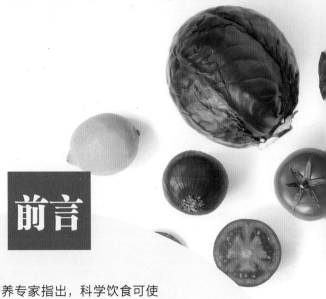

前言

早有营养专家指出，科学饮食可使

人健康长寿，饮食不当可使人致病。诚然，环境因素、

个体对疾病的易感性、精神状态等，都是左右健康的因素，但不可

否认，饮食营养对健康影响巨大。食物既能使我们体力充沛、精神焕发，

也能在我们毫无察觉的情况下损害我们的关节、脏器，阻塞我们的血管，食物能

促使正常细胞走向癌变，但也有食物能够清除这些异常变化，防癌抗癌，食物还能够

治疗或者逆转由各种其他原因造成的有关疾病。可见，食物具有神奇的魔力，缺乏饮食

方面的常识、忽略食物特性、忽视食物的营养搭配、乱吃食物，均会导致身体不适。如何

吃得安全、营养，吃出健康是门大学问，是每个家庭需要关注的话题。

　　利用食物打造健康身体需要科学饮食。储备营养知识，养成科学的饮食习惯，掌握食物

的正确食用方法，懂得食品的搭配组合，饮食得法，才能赢得健康。

　　在日常饮食中，蔬菜、水果是每日不可或缺的健康好帮手。本书侧重于蔬菜、水果

的营养知识介绍，对其每日适用量、热量、营养成分、养生功效、选购要点、保存方法、

食用宜忌、烹饪宜忌、最佳搭档、食疗方等内容加以全面详细的介绍，每种蔬

果还配有养生食谱，揭开蔬果的营养真谛，发挥蔬果的最佳保健效果。

　　会吃，蔬果才是养生保健、治病防病的良药。希望每一位

读者、每一个家庭都能储备常见蔬果的营养知识，

开启蔬果养生的密码。

目录 | CONTENTS

第1章 蔬果养生常识

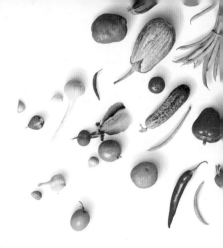

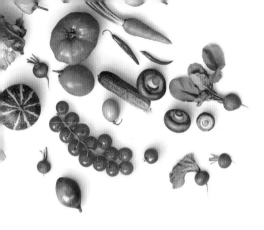

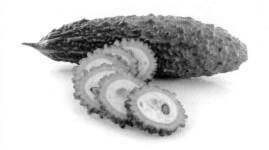

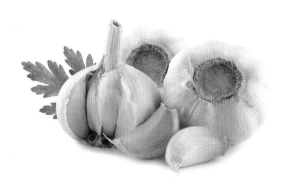

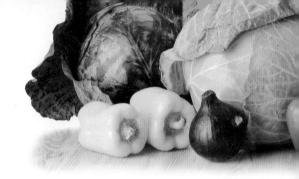

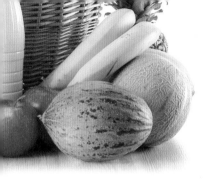

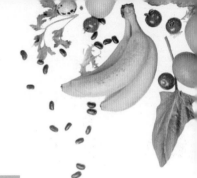

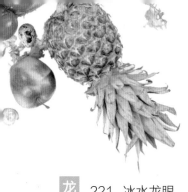

第4章 干果篇

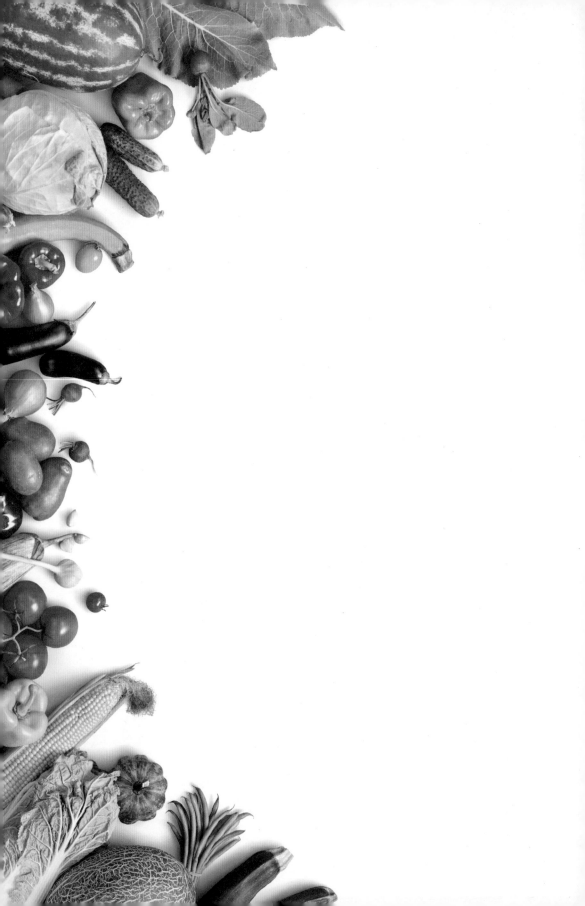

蔬果养生常识

　　药物不是治疗疾病、保健养生的灵丹妙药，健康绝非仅靠医生和药物来维持。合理的饮食营养才是保证身体健康的基础。食物有特定的营养成分和养生功效，我们每日食用的蔬果中，除含有人体必需的维生素、膳食纤维外，还含有某些具有神奇功效的营养元素，它们在人体细胞内进行着生物化学反应，影响着我们的健康。了解不同蔬果的营养常识，科学饮食，才能达到增强免疫、防治疾病的养生保健效果。

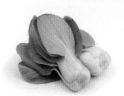

蔬果的营养宝藏

蔬菜富含的营养素

维生素 A 维生素 A 具有促进生长发育、参与体内代谢、维持正常视觉等作用。富含维生素 A 的蔬菜有胡萝卜、番茄、菠菜、豌豆、西蓝花、红薯、南瓜等。

B 族维生素 B 族维生素包括维生素 B_1、维生素 B_2、维生素 B_6、维生素 B_{12} 等十多种，分别具有不同的作用。如维生素 B_1 可预防和治疗脚气病、多发性神经炎、肌肉萎缩、水肿、心悸气喘等，还能帮助消化和吸收。维生素 B_2 是机体中重要的辅酶组成成分，若人体摄入不足，会造成代谢紊乱。维生素 B_6 则与不饱和脂肪酸、氨基酸的代谢有关。

维生素 C 维生素 C 的主要功能是促进伤口愈合，还具有一定的解毒和软化血管作用。富含维生素 C 的蔬菜首推青椒，其次是苦瓜、萝卜、番茄、西蓝花、芥蓝、卷心菜、各类芽菜及绿叶菜等。

维生素 E 维生素 E 是人体重要的抗氧化剂，可保护细胞膜及多元不饱和脂肪酸不被氧化。维生素 E 还可维持肌肉正常的生长发育，可治疗神经性疾患、调节内分泌。以菠菜、生菜、甘蓝、木耳等蔬菜中含量较高。

叶酸 叶酸是人体制造白细胞和红细胞的催化剂，富含叶酸的蔬菜有菠菜、花椰菜、芦笋、胡萝卜等。

矿物质 蔬菜中主要含钙、磷、铁等矿物质和钾、硒、铜、碘、锌等微量元素。它们参与各种代谢过程，影响内分泌，对免疫、细胞分裂、繁殖和生长发育均有举足轻重的作用。

膳食纤维 膳食纤维可增强胃肠消化功能，促进肠蠕动，有宽肠通便、清洁大肠、促进代谢等作用。富含膳食纤维的蔬菜有竹笋、韭菜、红薯、南瓜、菠菜、圆白菜、玉米、牛蒡、海带、芹菜等。

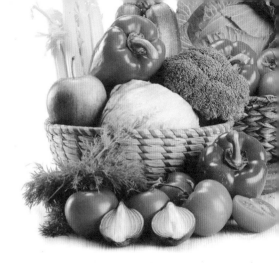

蔬菜的营养保健功效

蔬菜是人们日常饮食不可缺少的食材，具有多方面的营养及保健功效。

增强免疫力　蔬菜含有大量的维生素，特别是维生素 C 和叶酸等，均具有抗氧化、增强免疫力、抵御病毒的作用，有益于体弱者。

抗污染　各种新鲜蔬菜含有大量碱性成分，烹饪后食用可使体内血液呈弱碱性，并使沉积于细胞中的污染物或毒性物质重新溶解，随尿液排出体外，因此蔬菜有"人体清洁剂"的美称。

防治疾病　海带含有的大量碘元素有助于甲状腺激素的合成，是预防甲状腺病的良药；饮用老黄瓜和瘦肉烹制的汤，可治喉炎；大蒜、辣椒可以防治伤风感冒；含膳食纤维丰富的蔬菜，如竹笋、红薯等，是预防胃、肠癌的佳蔬；苦瓜是糖尿病患者的首选食材，芹菜是高血压病患者的绝佳蔬菜，贫血者可多食木耳等。

均衡饮食　蔬菜可以使营养的摄取更均衡，因为蔬菜中含有很多维生素和矿物质，每天进食蔬菜，营养又健康。

排毒瘦身　蔬菜热量低，含蛋白质、脂肪均较低，另外，很多蔬菜含有丰富的膳食纤维，能促进肠道蠕动，排毒瘦身的效果显著。蔬菜中的维生素含量丰富，因此食用蔬菜既能兼顾营养又不会发胖。

美容养颜　蔬菜通常含较多水分，且含有丰富的维生素，能美白、滋润肌肤，如维生素 B_1 润泽肌肤的功效就很强，常食蔬菜会让你拥有洁白、光滑、水润的肌肤。

水果富含的营养素

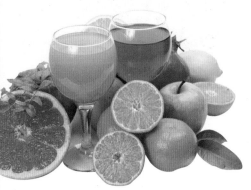

糖

水果中含糖分较多，因此大多甘甜可口。水果所含的糖分主要为葡萄糖、蔗糖和果糖，能为机体供给热能，构成组织器官，保持肝脏解毒，维持心脏和神经的正常功能。而纤维素、果胶、木质素等多糖则能促进肠蠕动，促进排便，减少有毒物质的吸收，促进脂肪代谢，降低血清胆固醇含量，防止肠癌。

矿物质

水果中含钙、磷、铁等矿物质，是人体正常生理活动所必需的，对于维持机体的酸碱平衡和生长发育相当重要。如钙、磷均是人体骨骼和牙齿的重要组成成分，钾参与细胞的新陈代谢、调节酸碱平衡、维持神经肌肉的正常状态，缺铁则易引起缺铁性贫血。枣、山楂中含钙量较多，草莓、樱桃、葡萄等含铁量较高。

水分

水果中含量最多的是水分，一般在 70%～90% 之间。水果的汁液中溶解了许多物质，是营养价值最高的部分。

维生素

水果中含有多种维生素，对人体健康起着重要作用。许多水果含有维生素 C，如刺梨、柑橘、鲜枣、柠檬、草莓、猕猴桃等。

有机酸

水果中含有多种有机酸，以苹果酸、柠檬酸、酒石酸为主。一般的水果含酸 0.1%～0.5%，吃起来酸甜适口。

芳香物质

一些水果中含有少量的香精油，使其具有一种特殊的香气，能刺激人的食欲，帮助消化。

水果的营养保健功效

美容养颜

水果的纤维质为果胶物质，有益于排便，纤维成分还可以促进身体的代谢功能。水果主要供给的营养素是维生素，其中以维生素 C 和维生素 A 最为重要。维生素 C 和果胶可以使人美白，消除黑斑和雀斑，还有滋润肌肤、除皱养颜的功效。水果中的维生素 C 不像蔬菜中的维生素 C，不会在烹饪时大量流失，因此水果是维生素 C 的天然补充食品。

瘦身减肥

水果属于低蛋白、低脂肪、高水分的食物，符合减肥食品的标准。所含纤维素还可帮助消化、排泄、促进新陈代谢。含丰富维生素 C 的水果如番石榴、葡萄、橘子、橙子、柚子、柠檬、鲜枣等，都能够为身体的代谢增添活力。

有效排毒

水果中所含的多种矿物质有净血造血的功能，能强化肝脏和肾脏功能，排出体内的毒素。所含的维生素 A 能刺激消化液的分泌，调节肠道功能。

养生保健

现代医学研究表明，许多水果均有抗衰老的作用。水果中含有的大量维生素和微量元素对疾病都有着不同的功效，如膳食纤维和果胶经吸收之后可预防便秘、大肠癌、血管硬化和糖尿病等疾病的发生。

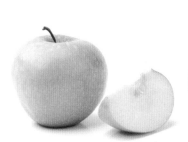

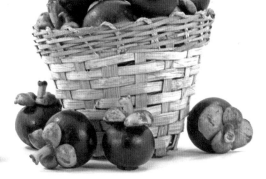

正确食蔬果，营养又健康

每天需要的蔬菜量

蔬菜是每天必不可少的食物，是我们平衡膳食的重要组成部分，推荐我国成年人每天的蔬菜摄入量是300～500克。每种蔬菜都有不同的营养成分，为保证营养的全面性，应尽可能多地选择蔬菜的品种。绿色蔬菜不可少，应该占蔬菜的一半。

浸泡蔬菜时间不宜长

加工或者没有加工的蔬菜，如果在水中长时间浸泡，表面上看是蔬菜吸收了充足的水分而涨大，实质上在烹制过程中随着加热处理而被榨去了部分水分，在这个过程中会损失很多营养素。

青菜不宜水洗后再贮存

青菜洗干净后再贮存会使青菜烂得更快。因为青菜的茎叶细胞外的渗透压和细胞呼吸均发生了变化，加速了茎叶细胞的死亡，这样青菜自然就烂得更快了。

忌用热水烫蔬菜

因为蔬菜里含有较多的维生素，有些维生素极易溶于水，把蔬菜放到热水里烫会使维生素大量流失，降低了蔬菜的营养价值。不过对于含有草酸的蔬菜，如菠菜、鲜笋等，可先用热水焯烫，以去除草酸后再如常烹饪。

炒熟的蔬菜不可久放

炒熟的蔬菜放置在室温下几个小时后，其中的亚硝酸盐含量就会增加几倍，一天后可增加几十倍。冰箱的低温虽然在一定程度上能抑制细菌的生长，却不能杀死细菌，剩菜中的细菌仍然会慢慢繁殖。再加热食用虽然能起到杀菌作用，却不能除掉亚硝酸盐，因此，炒熟的蔬菜最好马上吃完。特别是小白菜、大白菜、菠菜、卷心菜等，最好不要放置隔夜后再食用。

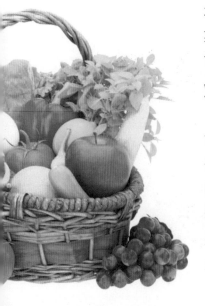

每天吃水果的量

水果是维生素、矿物质、膳食纤维和植物化学物质的重要来源。推荐我国成年人每天吃水果 200 ~ 400 克。

可用淡盐水清洗瓜果

果皮中含有许多营养素，所以很多人吃瓜果时不愿意削皮。但如果只用清水清洗的话，附在瓜果表皮上的农药不容易被彻底洗干净，如果用淡盐水清洗瓜果就不一样了，在淡盐水中将瓜果浸泡 20 分钟即可轻松消毒杀菌。

科学吃水果

我们应该每天都食用水果，而且要科学食用。食用水果要讲究卫生，开始腐烂的水果不宜吃，切开的水果要注意防尘、防蝇等，忌用切菜的刀削水果，以免把寄生虫卵等带到水果上。空腹不宜食用的水果有香蕉、柿子、山楂、杏、橘子等。餐后不宜立即大量食用水果，以免影响食物的消化，引起腹胀、腹泻等症状，长期如此还容易导致消化功能紊乱。如进餐时吃太饱，则可晚些食用水果，如果用餐的食物不多，也不油腻，少量进食一点水果也无妨。其实，水果合理的进食时间是在两餐之间，选择适量的时令水果，吃完后最好立即漱口，以免水果含有的有机酸腐蚀牙齿。

不宜多吃的水果

菠萝　菠萝中含有一种叫作菠萝蛋白酶的过敏物质，对这种物质过敏者食用菠萝后会发生腹痛、恶心、呕吐、皮肤痛痒、潮红等中毒症状。

柿子　忌食用未熟、未去皮和核的柿子，柿皮中鞣酸较多，易引致柿石症。便秘和胃肠不好的人都要少食。

荔枝　荔枝吃多了会造成体内糖代谢紊乱，引起外源性低血糖症，出现头晕、心慌、乏力等症状。

甘蔗　甘蔗含糖量较高，达 12% ~ 17%，如过多食用，大量糖分在胃肠道积存，易引起局部渗透压增高，造成机体高渗性脱水，出现头晕、烦躁、呕吐、四肢麻木等不良反应。

橘子　橘子中有大量的叶红素，食用过多易引起皮肤上的黑色素沉着，它会破坏皮肤的屏障功能。

不同体质的人适合不同的蔬果

不同的遗传背景、生活环境以及饮食习惯等，会造成人不同的体质。掌握适合自己体质的饮食宜忌，才能将体质调整到最佳状态。中医上一般把人的体质分为九类，分别是阴虚型、阳虚型、气虚型、气郁型、痰湿型、湿热型、血瘀型、特禀型及正常的平和型。

阴虚型

阴虚型的人往往形体消瘦、皮肤偏干，有腰酸耳鸣、头晕盗汗、口燥咽干、大便干结、舌红或者舌苔少等症状。同时，阴虚体质者易疲劳，也易失眠多梦，受不了热、燥等。阴虚体质的人常觉得燥热，所以进补要降阴火，以滋阴祛燥为主。宜食冬瓜、木耳、山药、番茄、白菜、百合、莲藕、梨、葡萄等蔬果。

阳虚型

阳虚型体质的人形体白胖，肌肉不健壮，平素常四肢无力、手足冰凉、畏寒、失眠脱发、面色苍白、大便溏薄、小便清长，且经常感到精神不济，这类症状在老年人中表现得更明显，因此多数老年人是阳虚体质。阳虚体质的人在进补上要以温补阳气为原则，尤其在入冬后食用温热、补阳气的食物能提高抵抗力，要少吃或不吃寒性蔬菜水果。宜食桂圆、葱、蒜、辣椒、南瓜、韭菜、洋葱等蔬果。

气虚型

气虚型就是我们平时所说的"元气不足"的类型。气虚型的人经常会感到疲惫，稍微运动就会喘气；易出汗、头晕、健忘。多食温补益气、滋养肠胃的食物，以及增强抵抗力的食物是气虚型人的进补原则。宜食的蔬果有香菇、山药、土豆、南瓜、扁豆、龙眼、枣等。

气郁型

忧虑脆弱。此类人大多形体消瘦，敏感多虑，容易心慌失眠，大便多干。有的女性表现为乳房胀痛，舌淡红。其进补原则是要疏肝行气。饮食也要开胃补脑，以清淡行气为主。这类人宜食的蔬果有海带、豌豆、蒿子秆、白萝卜、胡萝卜、大蒜、香蕉、金橘等。

痰湿型

痰湿型者一般体形肥胖，腹部肥满松软，面部皮肤油脂较多，多汗，痰多，容易困倦，小便不多或微混浊，舌体胖大。痰湿型体质的人进补原则是以清淡为主，避免油腻味重，以达到清肠通便的目的。其宜食的蔬果有香蕉、苹果、白菜、红薯、芹菜、萝卜、冬瓜、莴笋、丝瓜、蒜、海带、紫菜、山药、菜花等。

湿热型

湿热型的人一般性情较急躁，面部发黄发暗，皮肤油腻易生痤疮，女性还表现为白带多、色黄，外阴经常瘙痒等症状。湿热型体质的人要保持合理的生活习惯，不宜暴饮暴食，少吃肥腻、甜味食品，进补以排毒清热为原则。这类人宜食蔬果包括冬瓜、苦瓜、豆芽、萝卜、黄瓜、芹菜、苋菜、马齿苋、木瓜等。

血瘀型

血瘀就是血脉不畅通，倘若瘀阻部位在肠胃，便会出现呕血、大便暗黑的症状；倘若瘀阻在女性的卵巢、子宫，就非常容易出现痛经、闭经、经中带血块的现象。瘀血一旦形成，会影响全身或局部的血液运行。血瘀体质的进补原则是要活血化瘀，因气血是相互依存、相互影响的，所以血瘀者在活血调理时还需配合理气。宜食的蔬果有油菜、莲藕、茄子、木耳、慈姑、山楂、金橘等。

特禀型

特禀体质是指由于遗传或先天因素所造成的特殊状态的体质，包括过敏体质、遗传病体质、胎传体质等。特禀质的人易患哮喘、荨麻疹、花粉症及药物过敏等。特禀型的人进补应以清淡平补为原则，营养要均衡，粗细、荤素搭配要适当，少食生冷、辛辣、腥膻发物及含致敏物质的食物。宜食的食物有花椰菜、土豆、菌类、番茄、枣等。

平和型

平和型的人较健康，体形匀称健壮，肤色光润，精力充沛，睡眠良好，大小便正常，舌色淡红，苔薄白。平和型体质的人只要保持有节制的饮食，不吃过冷、过热和不干净的食物，不过饥过饱，保持平和的饮食即可。这类人可多食枣、圆白菜、红薯、山药、绿叶蔬菜、芦笋、玉米等。

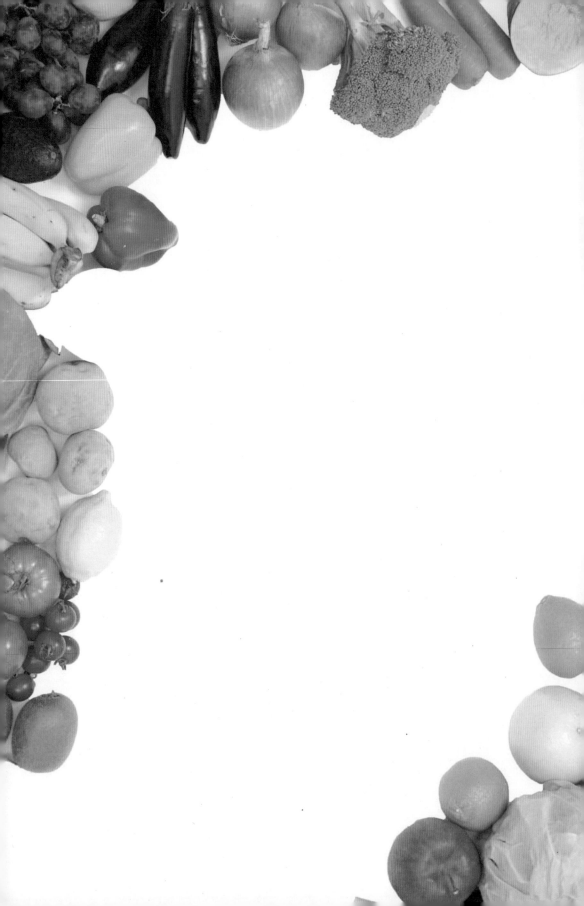

第 2 章

蔬菜篇

食用蔬菜要讲究科学、均衡,《中国居民膳食指南》推荐我国成年人每天的蔬菜摄入量是 300 ~ 500 克,每种蔬菜都有不同的营养成分,为保证营养的全面性,应尽可能多地选择蔬菜的品种。除了绿叶蔬菜外,红、黄、白各色蔬菜搭配食用,这样才能使蔬菜中的营养素达到互补。

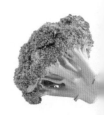

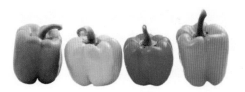

小白菜

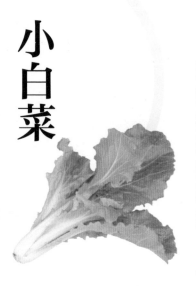

别名	青菜
性味归经	性平，味甘，归肺、胃、大肠经
每日适用量	约 70 克
热量	62790 焦耳 /100 克
适宜人群	一般人都适宜，特别是儿童
不宜人群	大便稀薄者、痛经的女性不宜多吃
营养成分	蛋白质、脂肪、膳食纤维和钙、磷等矿物质及多种维生素

选购窍门 以外表青翠，叶片完整，无萎烂、枯黄者为佳。

保存方法 用保鲜膜封好置于冰箱中可保存 3 天。小白菜不宜用水清洗后再保存。

食用宜忌 小白菜不宜生食。

烹饪宜忌 小白菜不耐久煮，常见烹调方式是快炒、煮汤或配菜食用。

养生功效

小白菜所含的矿物质能够促进骨髓的发育，加速人体的新陈代谢和增强机体的造血功能。据研究发现，小白菜还有缓解精神紧张的作用，考试前可以适量食用，有助于保持平静的心态。中医则认为小白菜能健脾利尿，促进肠道蠕动、促进吸收，还有助于荨麻疹的消退。

最佳搭档

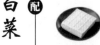

小白菜 配

辣椒：增进食欲、帮助消化

鳜鱼：造血功能更显著

豆腐：清热祛火

排骨：清热除烦、通利肠胃

对胃及十二指肠溃疡有食疗作用

用料：小白菜 200 克，白糖少许。

做法：将小白菜全棵洗净，绞汁后加白糖，每日饮用 1 小杯。

消食止泻、促进溃疡愈合

用料：黄色锅巴 1 碗，小白菜 100 克，虾米 8 克，猪油、食盐各少许。

做法：将锅巴放入锅内加水中火煮软，放入小白菜、虾米，再煮 5 分钟，加猪油、食盐调味。

降糖降压

用料：小白菜 150 克，豆腐 250 克，食用油、食盐各适量。

做法：将豆腐切片加水煮 5 分钟，再加入小白菜煮熟后加食用油、食盐调味。

蛋炒小白菜

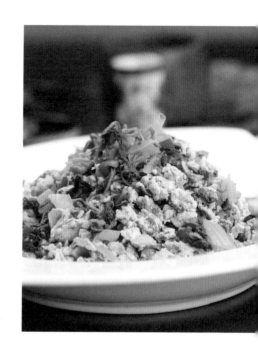

原料：小白菜 200 克，鸡蛋 2 个，红椒少许。

调料：食用油、食盐各少许。

做法：

1. 小白菜洗净，切碎粒，红椒洗净后切小丁；

2. 鸡蛋磕入碗中搅打散；

3. 锅烧热，倒入油，淋入蛋液后不停搅拌，至凝固后放入小白菜粒和红椒丁，大火快速翻炒熟，撒少许食盐调味即可。

大白菜

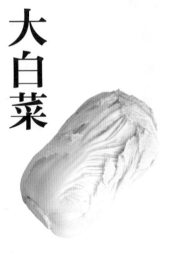

别名	白菜、黄芽菜、绍菜、菘
性味归经	味甘，性微寒，入肺、胃、大肠经
每日适用量	约 100 克
热量	339066 焦耳 /100 克
适宜人群	习惯性便秘、伤风感冒、心血管疾病者
不宜人群	腹泻者、气虚胃寒者、肺寒咳嗽者
营养成分	维生素 B_1、维生素 B_2、维生素 C、膳食纤维、钙、磷、铁、蛋白质、碳水化合物等

选购窍门 以叶片新鲜、包裹紧实、根部无腐烂的为好。

保存方法 可入冰箱保存。冬天可在菜叶上套上塑料袋，根朝下竖立在地上。

食用宜忌 忌吃腐烂的大白菜，隔夜的炒熟的大白菜不宜食用。

烹饪宜忌 1. 将大白菜顺着纹理切，不仅易熟且口感好。

2. 大白菜宜用猛火快炒，不宜先用水焯再烹制，以免损失营养。

养生功效

中医认为大白菜具有通利肠胃、清热解毒、止咳化痰的功效，是营养价值较高的蔬菜。常食大白菜可增强人体抗病能力和降低胆固醇，还可降低血压，预防心血管疾病，对伤口难愈及牙齿出血也有一定的防治作用。大白菜含有丰富的粗纤维，可稀释肠道毒素，还含有微量元素硒及钼，这两种物质有助于增强人体内白细胞的杀菌力和抵抗重金属对机体的毒害，有防癌抗癌的功效。

最佳搭档

大白菜 配

豆腐：益气补中，清热利尿

板栗：健脑益智

猪肉、牛肉：增强免疫力

鲤鱼：防治妊娠水肿

解酒

用料：嫩白菜心 100 克，香油、食盐、醋各少许。

做法：将白菜心用开水浸泡后再浸凉开水，沥干水后加少许香油、食盐、醋等拌食。

防治牙痛

用料：白菜、胡萝卜各 200 克。

做法：将白菜和胡萝卜洗净，切小块后入榨汁机中榨成汁饮用。

祛湿、止痒

用料：新鲜白菜、卷心菜、胡萝卜各适量，蜂蜜或食盐各少许。

做法：将上述蔬菜洗净切碎，按两碗菜 1 碗水的比例，先煮开水后加菜，煮 5 分钟即可食用，饮汤时可加适量蜂蜜或食盐。

大白菜烧大明虾

原料：大明虾 300 克，大白菜 300 克。

调料：食用油、食盐、白糖、生抽、姜丝、葱段各少许。

做法：

1. 大明虾剪去虾须，从背部剖开去虾线，洗净；

2. 大白菜洗净，菜帮切段，菜叶切片；

3. 食用油倒入锅中烧热，下入姜丝、葱段和大虾，煸炒至变色后加入白菜帮段，炒软后淋入少许水，焖煮 2~3 分钟，再加入白菜叶片，炒匀后加食盐、白糖、生抽调味即成。

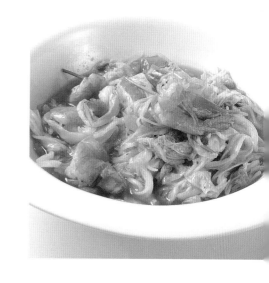

油菜

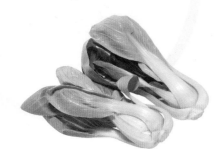

别名 上海青、小棠菜、青江菜、薹菜、瓢儿白、青梗白菜

性味归经 性平，味甘，入肝、脾、肺经

每日适用量 约 150 克

热量 62790 焦耳/100 克

适宜人群 老年人、产妇、身弱体虚者

不宜人群 小儿麻疹后期，患有疥疮和狐臭的人要少食

营养成分 蛋白质、膳食纤维、钙、铁、胡萝卜素、维生素 C、维生素 B_1 和维生素 B_2 等

选购窍门 应挑选新鲜、油亮、无黄萎的嫩油菜，菜叶的背面无虫迹和药痕。

保存方法 用保鲜膜封好置于冰箱内保存。

食用宜忌 吃剩的熟油菜过夜后不宜再食用。

烹饪宜忌 油菜要用旺火快速翻炒熟。

养生功效

油菜的营养含量及食疗价值称得上是蔬菜中的佼佼者，它富含钙、铁、胡萝卜素和维生素 C，对抵御皮肤过度角质化大有裨益，能促进血液循环、散血消肿、明目，还能清热解毒、润肠通便，对口腔溃疡、牙齿松动、牙龈出血也有防治作用。

最佳搭档

油菜 配

 豆腐：止咳平喘、增强免疫力

 虾：促进钙质吸收

 蘑菇：润肤，抗衰老

 辣椒：增进食欲、帮助消化

 蒜：促进宿便和毒素的排出

丹毒、肿痛脓疮

用料：油菜适量。

做法：将油菜洗净，加水煎煮，取汁饮用，并用鲜油菜叶捣烂敷患处。

孕妇产后瘀血腹痛

用料：油菜、木耳、熟油、食盐各适量。

做法：将木耳、油菜分别焯熟，加熟油、食盐拌匀调味食用。

降脂减肥

用料：油菜、香菇各适量，调料适量。

做法：将油菜、香菇炒熟或焯熟，加调料食用。

小油菜炒马蹄

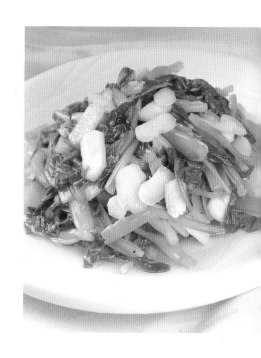

原料：小油菜300克，马蹄（荸荠）350克。

调料：植物油、食盐、蒜蓉各少许。

做法：

1. 将马蹄去皮，切成薄片；

2. 小油菜洗净泥沙备用；

3. 锅中放油烧热，下入蒜蓉炒香，倒入马蹄片翻炒一下，再加入小油菜一同快速翻炒至菜熟，加食盐调味即可出锅。

菠菜

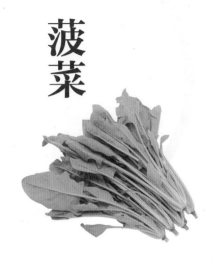

别名	鹦鹉菜、赤根菜
性味归经	性凉，味甘、辛，入肠、胃经
每日适用量	约 100 克
热量	100464 焦耳 /100 克
适宜人群	儿童、贫血者、糖尿病人、使用电脑者
不宜人群	便溏少食、腹泻、肾炎和肾结石患者
营养成分	蛋白质、脂肪、钾、钙、磷、铁、维生素 C、叶酸、膳食纤维、草酸

选购窍门 应选择叶翠绿、无烂叶和萎叶、无虫害的新鲜菠菜。

保存方法 可放入冰箱。保存菠菜要轻拿轻放，也可放在阴凉、通风处。

食用宜忌 尽可能与蔬菜、水果等碱性食品同食，可提高其营养价值。

烹饪宜忌 1.煮食菠菜前先入沸水中焯一下，可去除部分草酸和涩味。

2.在烹饪菠菜时加点香油不仅味道好，还能发挥菠菜明目的作用。

3.食用菠菜宜现洗、现切、现吃，不要去根，可保存更多的营养。

养生功效

菠菜可以帮助人体维持正常视力和促进上皮细胞的健康，预防夜盲症，增强抵抗传染病的能力，促进儿童生长发育等。此外，食用菠菜还对口角溃疡、皮炎等有防治效果。

最佳搭档

菠菜 配

 猪肝、猪血：预防和治疗缺铁性贫血

 鸡蛋：预防贫血、改善营养不良

 花生：美白皮肤

 橙子：有利于铁的吸收

缓解便秘、高血压头晕目眩

用料：新鲜菠菜 250 克，香油适量，食盐少许。

做法：将菠菜洗净切段，入沸水中焯烫，捞出加食盐、香油拌匀后食用。

治疗糖尿病

用料：菠菜根 100 克，鸡内金 15 克。

做法：将菠菜根洗净，与鸡内金一起放入锅中加水煎，取汁饮用，每日 2～3 次。

防治缺铁性贫血

用料：菠菜 100 克，羊肝 100 克，鸡蛋 1 个，姜丝、食盐、香油各少许。

做法：将菠菜洗净，焯烫后捞出切段，锅中再加水烧沸，下入羊肝片、姜丝煮熟，打入鸡蛋，再加入菠菜，加食盐、香油即成。

珧柱菠菜

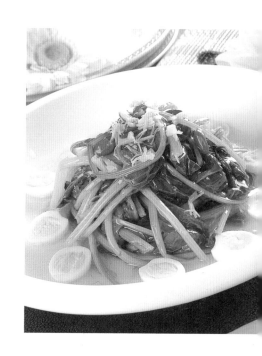

原料：菠菜 200 克，珧柱 5 粒，鹌鹑蛋 4 个，枸杞子少许，清汤适量。

调料：料酒、食盐、姜片、水淀粉各少许。

做法：

1. 珧柱用热水浸泡 1 小时，加料酒、姜片一起隔水蒸 40 分钟，取出撕成丝备用；

2. 鹌鹑蛋煮熟去壳，一切两半，摆入盘周；

3. 菠菜洗净，加食盐焯烫熟，挤干水放盘中；

4. 锅中烧开清汤，下入枸杞子、珧柱丝，煮 2 分钟后用水淀粉勾薄芡，倒在菠菜上即成。

卷心菜

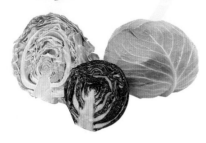

别名	圆白菜、包菜、洋白菜、包心菜、甘蓝、高丽菜
性味归经	性平，味甘，入脾、胃经
每日适用量	约 100 克
热量	125580 焦耳 /100 克
适宜人群	一般人均可食用，孕妇、糖尿病患者及消化道溃疡者尤其适合
不宜人群	眼部充血患者、皮肤瘙痒性疾病患者
营养成分	维生素 C、维生素 E、胡萝卜素、叶酸、钾等

选购窍门　应选择卷得紧实，球体匀称，无虫蛀、无萎蔫的新鲜卷心菜。

食用宜忌　做熟的卷心菜不要长时间存放，应尽快食用完，以免亚硝酸盐沉积。

烹饪宜忌　卷心菜属于爱"招惹"害虫的蔬菜，清洗时要特别注意。卷心菜切丝凉拌、制作沙拉或绞汁饮用，能较好地保存所含的维生素。

养生功效

卷心菜与大白菜的营养价值差不多，其中维生素 C 的含量还要高出许多。卷心菜含有叶酸，它能提高人体免疫力，预防感冒。新鲜的卷心菜还含有杀菌消炎作用的物质，以及促进溃疡愈合的因子，是胃溃疡患者的理想食物。多吃卷心菜，还可以增进食欲，促进消化，预防便秘。卷心菜抗衰老、抗氧化的效果极强，对糖尿病和肥胖患者也极有助益。

最佳搭档

卷心菜 配

辣椒：促进胃肠蠕动，有助吸收

木耳：防治胃溃疡

虾、虾米：强身壮体、滋阴健胃

番茄：维生素含量倍增

治消化性溃疡

用料：卷心菜 500 克，麦芽糖适量。

做法：将卷心菜洗净切块，榨取汁液后加温，淋入适量麦芽糖，搅拌溶解后饭前饮用，一日 2 次，连服 10 天即可。

防治高血压、血管硬化

用料：卷心菜、胡萝卜、苹果各 200 克。

做法：将卷心菜、胡萝卜、苹果均洗净切碎，榨成汁后早、晚各饮用 1 杯。

缓解食欲不振

用料：番茄 1 个，芹菜、卷心菜各 100 克，食用油、食盐各适量。

做法：将番茄切片，卷心菜、芹菜洗净切段，入锅中加食用油炒熟，加食盐调味。

卷心菜爆鲜豆皮

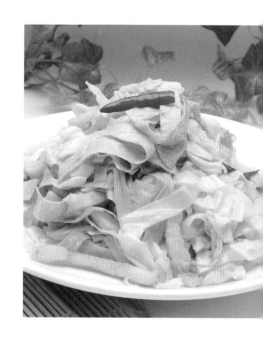

原料：卷心菜 250 克，鲜豆皮 150 克，五花肉 100 克，小红米椒 3 个。

调料：食用油、食盐、鸡精、姜丝各少许。

做法：

1. 卷心菜叶洗净切条，鲜豆皮也切同样宽的条；
2. 五花肉洗净后切条；
3. 将五花肉条放入锅中加少许油煸炒至出油，放入红米椒、姜丝，再倒入卷心菜条、鲜豆皮条快速翻炒熟，加食盐、鸡精调味即成。

生菜

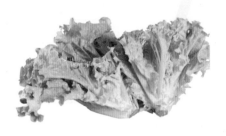

别名	叶用莴苣、牛俐菜、莴菜、唛仔菜
性味归经	性微寒，味甘、苦，入脾、胃、肺经
每日适用量	约 100 克
热量	54418 焦耳 /100 克
适宜人群	一般人均可食用
不宜人群	体质寒凉、尿频、胃寒者少食
营养成分	膳食纤维、维生素 A、维生素 C、蛋白质、脂肪、莴苣素、甘露醇、钙、铁、锌等

选购窍门 生菜有球形的包心生菜和叶片皱褶的花叶生菜两大类。应挑选色绿、棵大、茎短、无萎蔫的新鲜生菜。

保存方法 可放置于冰箱中 2~3 天。生菜对乙烯极为敏感，储藏时应远离苹果、梨和香蕉，以免产生赤褐斑点。

食用宜忌 不要食用过夜的熟生菜。

烹饪宜忌 生菜因可生食而得名，如果炒食则要旺火速炒。

养生功效

生菜有清热提神、镇痛催眠、降低胆固醇等作用，还能利尿和促进血液循环、清肝利胆及养胃。生菜含有的膳食纤维比大白菜多，能消除多余脂肪，肥胖的人可多食。生菜嫩茎中的白色汁液有催眠的作用，适宜失眠及睡眠不宁者。妇女产后缺乳或乳汁不通畅者也可多吃生菜。

最佳搭档

生菜 配

- 大蒜：清热、解毒
- 虾：清热解毒，健脾开胃
- 豆腐：清肝利胆，美白肌肤
- 鸡蛋：滋阴润燥，清热解毒

缓解便秘、口腔溃疡

用料：生菜、洋葱、番茄、香油、食盐、白糖各适量。

做法：将所有食材洗净，切成适合的大小，做成沙拉食用。

治小便短赤

用料：生菜适量。

做法：将生菜洗净，绞汁服用。

降血糖

用料：生菜 200 克，豆腐 250 克。

做法：将豆腐加水煎煮 10 分钟，加入生菜一同煮汁饮用。

腌生菜

原料：生菜 350 克。

调料：陈醋、白糖、食盐、李锦记蒸鱼酱油、
　　　熟花生油各适量。

做法：

1. 将生菜洗净，撕成大块；

2. 将生菜叶块浸入凉开水中，2 分钟后取出装
　 入碗中，放入冰箱冰镇 1 小时；

3. 向碗中生菜上加入所有调料，拌匀即可食用。

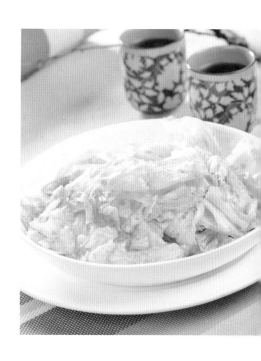

茼蒿

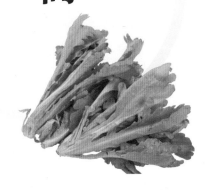

别名	菊花菜、蒿菜、茼子秆
性味归经	性温，味甘、涩，入肝、肾经
每日适用量	约 100 克
热量	87906 焦耳 /100 克
适宜人群	高血压、慢性肠胃病、习惯性便秘患者，脑力劳动者，食欲不振者，儿童
不宜人群	脾虚腹泻者
营养成分	维生素 A、维生素 C、胡萝卜素、膳食纤维、多种氨基酸及丰富的钙、铁等

选购窍门 要选择无黄叶、无萎蔫、无腐烂的新鲜茼蒿。

保存方法 用保鲜膜封好，放入冰箱中可保存 2~3 天。

食用宜忌 1. 茼蒿做汤或凉拌有利于胃肠功能不好的人。

2. 火锅中加入茼蒿，可促进鱼类或肉类蛋白质的代谢。

烹饪宜忌 茼蒿中的芳香精油遇热易挥发，这样会减弱茼蒿的健胃作用，所以烹调时应注意旺火快炒。茼蒿可做汤、凉拌、炒食。

养生功效

茼蒿中含有特殊香味的挥发油，有助于宽中理气、消食开胃、增进食欲。茼蒿中丰富的粗纤维可助肠道蠕动，促进排便，具有通腑利肠的功效。茼蒿中胡萝卜素的含量超过一般蔬菜，还含有丰富的维生素及多种氨基酸，并且气味芳香，可以养心安神、稳定情绪、降压补脑，防止记忆力减退。

最佳搭档

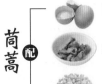

茼蒿 配

肉、蛋：促进代谢

蛤肉：通便、降压

松仁：增进食欲、止呕降逆、通便清胃

防治伤风感冒

用料：茼蒿 100 克，豆腐 150 克，葱白段 25 克，食盐少许。

做法：将豆腐切块，入锅中加水煮开，下入葱白段、茼蒿一同煮成汤，加食盐调味后趁热食用。

缓解高血压头昏脑涨

用料：新鲜茼蒿 250 克。

做法：将新鲜茼蒿洗净，捣成汁服用，每日 2 次。

治热咳痰浓

用料：茼蒿 150 克，冰糖适量。

做法：将茼蒿洗净，加水煎成汤汁后去渣，加冰糖煮溶，分 2 次饮用。

肚丝茼蒿

原料：茼蒿 250 克，猪肚 300 克。

调料：食用油、食盐、料酒、面粉各适量。

做法：

1. 将猪肚用食盐、面粉抓洗，再用清水冲净，焯烫三四分钟后捞出，再放入清水煮开，加料酒煮至猪肚熟烂（筷子能顺利插穿）；

2. 将煮好的猪肚切成条，茼蒿去老根、老叶后切段；

3. 锅中放油烧热，下入肚条、茼蒿条大火快速翻炒两分钟，加少许食盐调味即成。

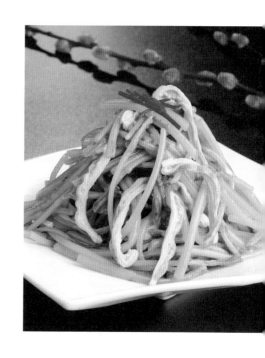

苋菜

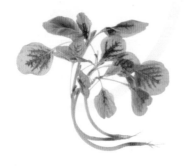

别名	野刺苋、赤苋、红菜
性味归经	性凉，味微甘，入肺、大肠经
每日适用量	约 100 克
热量	104650 焦耳 /100 克
适宜人群	一般人均适宜
不宜人群	苋菜性寒凉，阴盛阳虚体质、脾虚便溏或慢性腹泻者不宜食用
营养成分	蛋白质、糖类、钾、铁、钙、磷、镁、钠和维生素 C、维生素 K 等

选购窍门 挑选苋菜时可用手握一下苋菜，手感软的较嫩，手感硬的则较老。

保存方法 用保鲜膜封好置于冰箱内可保存 2~3 天。

食用宜忌 过敏性体质的人食用苋菜后经日光照射有可能患植物日光性皮炎，此症较严重，需多加注意。

烹饪宜忌 烹调时间不宜过长，以免营养成分流失。

养生功效

苋菜富含易被人体吸收的钙质，对儿童的牙齿和骨髓的生长可起到促进作用，并能维持正常的心肌活动，防止肌肉痉挛。苋菜还含有丰富的铁和维生素 K，具有促进凝血、增加血红蛋白含量并能提高携氧能力、促进造血等功能。常食苋菜还可以减肥轻身，促进排毒，防治便秘。

最佳搭档

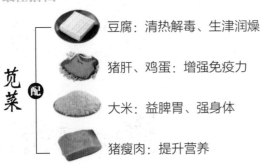

苋菜 配

豆腐：清热解毒、生津润燥

猪肝、鸡蛋：增强免疫力

大米：益脾胃、强身体

猪瘦肉：提升营养

止痢疾脓血

用料：苋菜 60 克，大米 80 克，食用油、食盐各少许。

做法：大米加水煮至米粒开花后下入苋菜，加食用油、食盐煮成粥食用，每日 2 次。

治慢性尿道感染

用料：鲜苋菜 200 克，猪瘦肉片 100 克，食盐少许。

做法：瘦肉片下入沸水锅中炖 10 分钟，加苋菜煮 5 分钟，加食盐调味，每日 2 次。

早期麻疹食疗

用料：苋菜 200 克。

做法：将苋菜去根洗净，加水煎服，每日 2 次。

蒜蓉苋菜

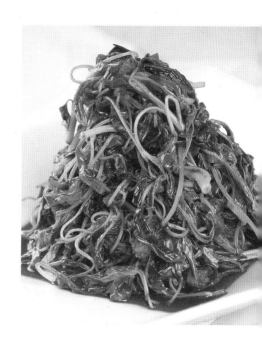

原料：苋菜 350 克，大蒜 30 克。

调料：食用油、食盐各少许。

做法：

1. 将苋菜洗净，掐成长段备用；

2. 大蒜去膜后切成蓉；

3. 锅上火，烧热后放油，再下入蒜蓉爆香，倒入苋菜段，大火快炒至苋菜熟软，加入少许食盐调味后即可出锅。

蕹菜

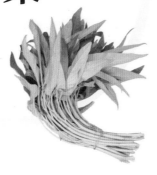

别名	空心菜、竹叶菜、通菜、节节菜、空筒菜
性味归经	性寒，味甘，入胃、肠经
每日适用量	约 100 克
热量	83720 焦耳 /100 克
适宜人群	糖尿病、高脂血症患者，便血、血尿、口臭者
不宜人群	体质虚弱、脾胃虚寒、大便溏泻者
营养成分	维生素 A、B 族维生素、维生素 C、叶绿素、叶酸、蛋白质、膳食纤维、钙、铁、磷等

选购窍门　要选择水分充足、叶子无萎蔫的新鲜蕹菜。

保存方法　用保鲜膜封好置于冰箱内可保存 2~3 天。

食用宜忌　应尽量避免与奶制品同食。

烹饪宜忌　宜旺火快炒，避免营养流失。

养生功效

蕹菜中粗纤维的含量较丰富，具有促进肠蠕动、通便解毒的作用。蕹菜中的叶绿素可洁齿、防龋、除口臭，健美皮肤。蕹菜菜汁对金黄色葡萄球菌、链球菌等有抑制作用，可预防感染。因此，夏季如经常吃蕹菜，可以防暑解热、凉血排毒、防治痢疾。蕹菜中所含的烟酸、维生素 C 等能降低胆固醇、甘油三酯，所以也具有降脂减肥的功效。

最佳搭档

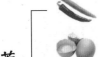

辣椒：降低血压、止痛消炎

鸡蛋：滋阴养心、润肠通便

橄榄油：降低癌症发生率

荸荠：凉血解毒、利尿通便

治肺热咳嗽

用料：蕹菜 350 克，白萝卜 500 克，蜂蜜适量。

做法：将蕹菜和白萝卜洗净，一起榨汁，调以蜂蜜服用。

治糖尿病

用料：蕹菜 200 克，玉米须 30 克。

做法：蕹菜取梗洗净，与玉米须加水同煎服。

治外痔

用料：蕹菜 2000 克，蜂蜜 250 毫升。

做法：将蕹菜洗净切碎，捣汁，将菜汁放入锅中大火烧开，转文火煎煮至浓稠时加蜂蜜，搅拌至黏稠，冷后装瓶，每次 1 汤匙，沸水冲服，每日 2 次。

煲仔蕹菜

原料：蕹菜 500 克，五花肉 100 克。

调料：食用油、食盐、生抽、鸡精各少许。

做法：

1. 将蕹菜去老根洗净，掐成段；

2. 五花肉洗净切片；

3. 将食用油倒入锅中，放入五花肉片中小火煸炒，至肉片焦黄吐油，加入蕹菜段快速翻炒软，加入生抽，炒匀后淋少许水，转入砂煲中小火煲几分钟，放食盐、鸡精调味即可。

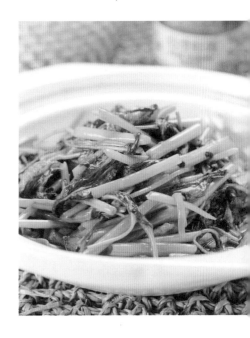

莜麦菜

别名	苦菜、牛俐生菜
性味归经	性温，味甘、辛，归脾、胃经
每日适用量	100 克
热量	133952 焦耳 /100 克
适宜人群	肥胖、肝脏功能不好、高血压、水肿、神经衰弱者
不宜人群	脾胃虚寒者、眼疾者、夜盲症者
营养成分	钙、铁、蛋白质、膳食纤维、莴苣素、甘露醇、维生素 A 及维生素 B$_1$、维生素 B$_2$ 等

选购窍门 以色泽淡绿、质地鲜嫩者为佳。

保存方法 装入保鲜袋放入冰箱，但不宜久存，应尽快食用完。

食用宜忌 莜麦菜的吃法忌与生菜同，可清炒或做汤。

烹饪宜忌 1. 莜麦菜烹饪时间宜短，否则会破坏营养成分和脆嫩的口感及色泽。
2. 莜麦菜怕咸，酱油、食盐要少放才好。

养生功效

莜麦菜属于叶用莴苣的一个变种，与人们熟悉的生菜相近，但营养价值略高于生菜，而远远优于莴笋。莜麦菜含有的营养成分能刺激消化液的分泌，促进食欲，改善肝脏功能，有助于抵御风湿性疾病和痛风。莜麦菜中含有甘露醇等有效成分，有利尿和促进血液循环的作用，含有的莴苣素，具有镇静作用。莜麦菜中纤维较多，有消除脂肪、降低胆固醇的作用，是优质的高营养低热量蔬菜，所以也是减肥者很好的选择。

最佳搭档

莜麦菜 配

冬笋、大蒜：调节身体功能，还有利于肠道消化

鲑鱼：降脂，促进大脑健康

豆豉：提升营养

止妊娠呕吐

用料：莜麦菜 50 克，生姜 20 克，韭菜 50 克。

做法：将用料一起洗净捣烂取汁饮用，每日 2 次。

降脂减肥

用料：鲜笋 250 克，莜麦菜 200 克，调料适量。

做法：鲜笋切丝，焯熟后与莜麦菜一同炒熟，加调料调味即可。

豆豉鲮鱼莜麦菜

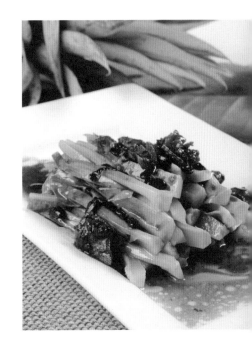

原料：莜麦菜 350 克，豆豉鲮鱼罐头半罐。

调料：食用油、白糖、蒜末、姜末各少许。

做法：

1. 将莜麦菜洗干净控干水分，切成合适的段；

2. 油锅烧热，爆香蒜末、姜末、罐头中的豆豉，倒入莜麦菜段以大火快炒，再放入鲮鱼继续爆炒；

3. 放入少许白糖，炒匀即可出锅。

提示：豆豉鲮鱼有咸味，此菜无须加食盐。

豌豆苗

别名	豆苗、芽苗菜、豌豆尖、安豆苗
性味归经	性寒，味甘，入脾、胃、大肠经
每日适用量	100 克
热量	142324 焦耳 /100 克
适宜人群	糖尿病、心脏病、高血压患者及便秘者
不宜人群	无
营养成分	蛋白质、膳食纤维、β–胡萝卜素、维生素 B_1、维生素 B_2、维生素 C、钙、磷、铁、胆碱等

选购窍门 刚刚割下来的新鲜豌豆苗质量最好。

保存方法 不宜保存，应现买现食。

食用宜忌 豌豆苗的供食部位是嫩梢和嫩叶。

烹饪宜忌 豌豆苗较为鲜嫩，不宜久炒、久炖，要大火快炒或入水稍焯。豌豆苗做汤食用较好，营养流失较少。

养生功效

豌豆苗含有丰富的营养物质，并含有 17 种人体必需的氨基酸，其中磷的含量尤其高于其他蔬菜，可预防因胃酸分泌过多而导致的胃痛。豌豆苗还含有胆碱、蛋氨酸等，有助于预防动脉粥样硬化。豌豆苗与一般蔬菜有所不同，所含的赤霉素和植物凝素等物质具有抗菌消炎、增强新陈代谢、提高机体的抗病能力和康复能力等功效。豌豆苗中富含 β–胡萝卜素，食用后可防止人体致癌物质的合成，从而减少癌细胞的形成，降低人体癌症的发病率。

最佳搭档

豌豆苗 配

虾：营养升级，改善体虚、食欲不振

猪肉：预防糖尿病

豆腐：营养更全面

利尿解酒

用料：豌豆苗 100 克，香油、食盐、味精各适量。

做法：将豌豆苗洗净放入碗内，锅中烧热水，加食盐、味精，将沸汤倒入豌豆苗碗中，淋上香油即可。

降糖降压

用料：豌豆苗 100 克，豆腐 150 克，瘦肉片 100 克，食盐、香油各适量。

做法：将水烧开，下入肉片、豆腐煮熟，加豌豆苗煮沸，再加食盐、香油调味。

辅助治疗高血压、冠心病

用料：豌豆苗适量。

做法：将豌豆苗洗净捣烂，榨取汁液，每次饮 50 毫升，一日 2 次。

火腿豌豆苗

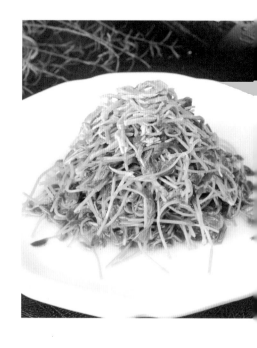

原料：火腿 60 克，豌豆苗 350 克，清汤少许。

调料：食用油、食盐、鸡精各少许。

做法：

1. 豌豆苗洗净备用；

2. 火腿洗净后切细丝；

3. 锅烧热后倒入食用油，下入火腿丝炒香，加入豌豆苗炒软，淋入少许清汤，煮开后加食盐、鸡精调味即成。

叶用芥菜

别名	盖菜、包心芥菜、雪里红、春菜、苦菜
性味归经	性温，味甘、辛，入肝、胃、肾经
每日适用量	约 100 克
热量	100464 焦耳 /100 克
适宜人群	寒痰内盛、咳嗽多白黏痰者，慢性气管炎者，老年人及习惯性便秘者
不宜人群	内热偏盛、痔疮便血者
营养成分	维生素、膳食纤维、抗坏血酸等

选购窍门 应选择叶子质地脆嫩、水分饱满的新鲜芥菜。如菜茎上有叶柄脱落的痕迹，则表明较老，吃起来口感较差。

食用宜忌 1. 芥菜腌制后有特殊的香味，能促进消化，增进食欲。但腌制芥菜要放置 10 天以后才能食用，因刚腌制的芥菜含大量的亚硝酸盐。

2. 吃得过多容易积温成热，引发一些疾病。

烹饪宜忌 芥菜含有少许苦味，可焯水后再烹饪。

养生功效

芥菜分叶用型和茎用型，叶用芥菜含有大量的维生素 C，能增加大脑中的氧含量，激发大脑对氧的利用，有醒脑提神、解除疲劳的作用。芥菜还有解毒的功效，能抗感染和预防疾病的发生，抑制细菌毒素的毒性，促进伤口愈合，可用来辅助治疗感染性疾病。

最佳搭档

芥菜 配

猪肉：明目除烦、清热解毒

冬笋：有助减肥和延缓衰老

鸭肉：滋阴宣肺、祛痰止咳

治胃寒欲呕

用料：芥菜 80 克，红糖、生姜各适量。

做法：将芥菜洗净切段，加生姜、水煮开，再加入红糖煮溶，每日 1 次热服。

治风寒感冒

用料：芥菜段 100 克，豆腐块 200 克，姜片、葱白段各少许。

做法：将芥菜段、豆腐块、姜片、葱白段洗净放入锅中，加水煎煮，每日 1 次，温热时服用，使全身发汗，可缓解风寒感冒，症状减轻即可停用。

止冷咳

用料：糙米 100 克，芥菜 80 克。

做法：将糙米浸泡 3 小时，加水煮粥，至七八成熟时加入芥菜，粥成后食用。

煲淋芥菜

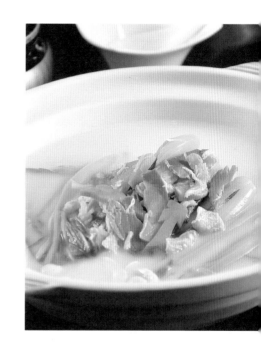

原料：芥菜 500 克，火腿片 50 克，胡萝卜片 100 克，鲜虾仁 150 克，高汤适量。

调料：食用油、食盐、蒜片、姜片各适量。

做法：

1. 芥菜洗净切长段，稍微焯烫后装入砂锅中；

2. 炒锅中烧热油，先将蒜片、姜片煸香，再下入火腿翻炒，加入胡萝卜片、虾仁，炒至虾仁变色，倒入高汤烧开，再倒入装有芥菜的砂锅中，煲五六分钟，加食盐调味即成。

芥蓝

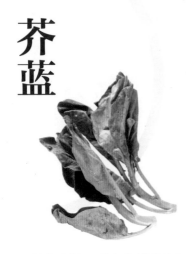

别名	芥菜、盖菜、芥兰（广东）、白花芥蓝
性味归经	性平，味微苦，归肝、胃经
每日适用量	80 克
热量	79534 焦耳 /100 克
适宜人群	适宜胃、十二指肠溃疡患者及便秘者、老年人
不宜人群	体质虚弱或大病初愈之人
营养成分	大量的膳食纤维、维生素 C、维生素 E、蛋白质、脂肪、微量元素

保存方法　装入保鲜袋放入冰箱，但不宜久存，应尽快食用完。

选购窍门　带花苞、实心、茎表皮较薄的鲜嫩芥蓝为上品。如果顶部的花已盛开，说明已经变老，最好不要选择。

食用宜忌　食用芥蓝要适量，久食有抑制性激素分泌、耗人真气的副作用。

烹饪宜忌　1.芥蓝的味道微带苦涩，炒前可用开水焯一下，或炒时放点糖和料酒，能够掩盖苦涩味，还可以增香。

2.芥蓝最好采用炒、焓的烹饪方法，不要烹制过熟，才能保证质脆、色美。

养生功效

芥蓝富含维生素，可止痛生肌、增进铁的吸收，增强免疫力。还含有抑制致癌原的吲哚、微量元素钼，能抑制有毒物质亚硝酸胺的合成，有防癌抗癌的作用。芥蓝带有一定的苦味，能刺激人的味觉神经，增进食欲，还含有大量膳食纤维，可增加胃肠消化功能，促进肠蠕动，有宽肠通便的作用。

最佳搭档

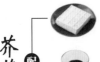

芥蓝 配

豆腐：防治消化道溃疡

蚝油：促进维生素与矿物质的吸收

牛肉：温中利气

治风热感冒

用料：芥蓝根 50 克，苏叶、薄荷叶各 10 克。

做法：将芥蓝根、苏叶、薄荷叶洗净，加水煎取汁液饮用。

治胃、十二指肠溃疡

用料：芥蓝 200 克。

做法：将芥蓝洗净，绞取汁液饮用。

治咽喉红肿疼痛

用料：芥蓝根 50 克，橄榄 10 个。

做法：将用料加水煎煮后代茶饮。

虾酱牛肉炒芥蓝

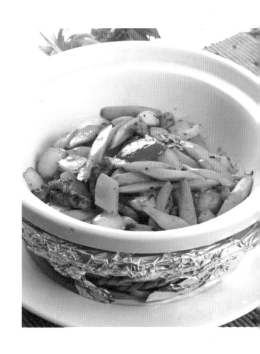

原料： 牛肉条 200 克，芥蓝 300 克，洋葱片
100 克，红椒片、黄椒片各 30 克。

调料： 食用油、食盐、鸡精、料酒、酱油、蒜片、
姜丝各少许，虾酱 2 大匙。

做法：

1. 牛肉条加料酒、酱油、虾酱拌匀腌渍 20 分钟；

2. 芥蓝去叶留嫩梗，切段备用；

3. 锅中放油烧热，爆香蒜片、姜丝，加入牛肉
条翻炒至七成熟，再放入剩余的原料一同炒
熟，加少许食盐、鸡精调味即成。

韭菜

别名	起阳草、懒人菜、长生韭
性味归经	性温，味辛、微甘，入肾、肝、胃经
每日适用量	约 50 克
热量	108836 焦耳 /100 克
适宜人群	儿童、男性、食欲不振者
不宜人群	阴虚火旺、胃肠功能不佳者
营养成分	蛋白质、脂肪、糖类、钙、磷、铁、维生素 A、维生素 B_1、维生素 B_2、维生素 C、膳食纤维

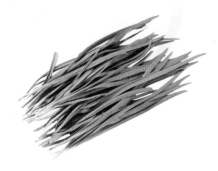

选购窍门 选择叶绿、新鲜无腐烂、不蔫的为好。

保存方法 将韭菜放在阴凉湿润处，或在 3~4℃的低温下短时间储存。

食用宜忌 隔夜的熟韭菜不宜食用。韭菜的粗纤维组织较多，不易被胃肠消化吸收，不宜过量食用。春天的韭菜最鲜嫩适口，夏季时病虫害加剧，品质较差。

烹饪宜忌 韭菜适宜炒、拌，适合做配料、做馅料等。

养生功效

韭菜中含有丰富的膳食纤维，有促进食欲、降低血脂的作用，对心血管类疾病有很好的辅助疗效。韭菜的独特营养成分还对儿童的增高助长有明显的助益。中医则认为，韭菜有安五脏、除胃热、补虚壮阳之功效。

最佳搭档

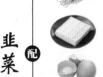 韭菜 配

绿豆芽：加速体内脂肪的代谢，适合便秘和肥胖患者

豆腐：提高蛋白质的利用率

鸡蛋：补肾、行气、止痛

核桃：补肾壮阳、缓解疲劳

补肾壮阳

用料：鲜韭菜段 50 克，研成细末的韭菜籽 10 克，大米 100 克，食盐少许。

做法：将大米浸泡煮粥，至粥快成时加入韭菜段、韭菜籽和食盐，煮熟即可。

治反胃呕吐

用料：韭菜 250 克，生姜 25 克，牛奶 250 毫升。

做法：将韭菜、生姜洗净切碎后捣烂，取洁净的纱布绞取汁液，放入锅中加入牛奶煮沸，趁热食用。如止孕吐可将汁液加适量白糖调匀饮用。

治痔疮

用料：鲫鱼 1 条（约 250 克），韭菜 80 克，酱油、食盐各少许。

做法：将鱼剖腹去内脏、鳃，留鱼鳞，洗净后塞入韭菜，放入盘中加酱油、食盐，再上蒸锅蒸半小时即成。每日 1 次。

韭菜炒藕丝

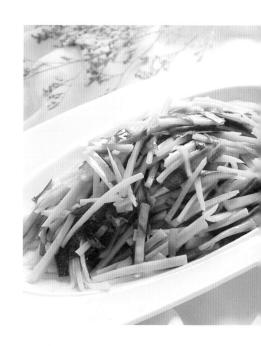

原料：韭菜 150 克，莲藕 300 克。

调料：植物油、食盐、醋、鸡精各少许。

做法：

1. 韭菜洗净后切段；

2. 莲藕去皮洗净，切同样长短的细丝；

3. 植物油倒入锅中烧热，下入莲藕翻炒至断生，淋入少许醋炒匀，再加入韭菜段一同炒熟，加食盐、鸡精调味即成。

莴笋

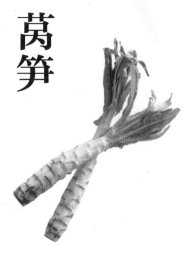

别名	莴苣、青笋、千金菜、香乌笋
性味归经	性凉，味甘、苦，入脾、胃、肺、膀胱经
每日适用量	约 100 克
热量	58604 焦耳 /100 克
适宜人群	小便不利、乳汁不通者和老人、儿童
不宜人群	眼疾患者、脾胃虚寒者
营养成分	蛋白质、脂肪、糖类、维生素 A、B 族维生素、维生素 C 及钙、磷、铁、镁等

选购窍门 挑选叶绿、根茎粗壮、无腐烂疤痕的新鲜莴笋。根部发黄或发红的则表明采摘时间过长，不宜选购。

保存方法 用保鲜膜封好置冰箱内保存不宜超过 3 天。

食用宜忌 莴笋叶的营养价值高于莴笋茎，因此可常食用一些嫩叶。秋季爱咳嗽的人多吃莴笋叶还可以止咳平喘。

烹饪宜忌 烹调莴笋的时候要少放食盐，否则会影响口感。

养生功效

中医认为莴笋有利五脏、通经脉、坚筋骨、利小便的功效，对儿童长牙换牙及骨髓发育有促进作用。现代医学研究认为莴笋能刺激消化酶分泌，增进食欲，还能促进排尿和乳汁的分泌。莴笋含有多种维生素和矿物质，可防癌抗癌。

最佳搭档

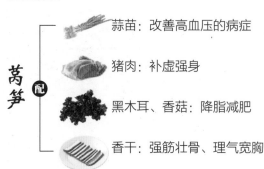

莴笋 配

蒜苗：改善高血压的病症

猪肉：补虚强身

黑木耳、香菇：降脂减肥

香干：强筋壮骨、理气宽胸

促进乳汁分泌

用料：莴笋块 350 克，猪蹄块 450 克。

做法：将猪蹄块焯水后重新加水炖煮至七成熟，加入莴笋块，一同炖至猪蹄熟烂。

利尿通便、降压降脂

用料：莴笋、鲜香菇各 200 克，调料适量。

做法：将莴笋、鲜香菇洗净切条，炒熟后加调料，常食用。

缓解脾虚水肿

用料：莴笋 300 克，黄酒、食盐、味精、香油各少许。

做法：将莴笋去皮洗净切细丝，放入碗内加食盐拌匀，静置 20 分钟后沥去水，再将剩余调料倒入碗内拌匀食用。

韭菜莴笋丝

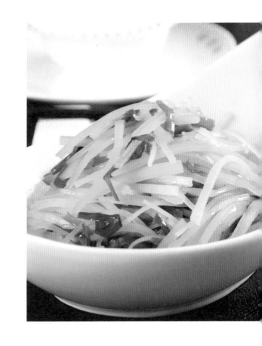

原料：莴笋 400 克，韭菜 60 克，小米椒少许。

调料：植物油、食盐、白糖、白醋、蒜末各少许。

做法：

1. 莴笋去皮洗净，切均匀的丝；

2. 韭菜洗净切段，小米椒切碎备用；

3. 锅烧热后放油，下入小米椒、蒜末爆香，倒入莴笋丝翻炒至断生，加入韭菜段，一同炒熟，加白糖、食盐、白醋，炒入味后即可出锅。

芹菜

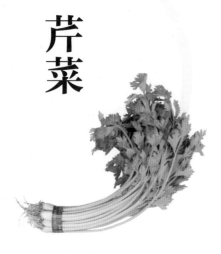

别名	旱芹、香芹
性味归经	性凉，味甘、辛，入肺、胃、肝经
每日适用量	约 50 克
热量	58604 焦耳 /100 克
适宜人群	高血压患者、女性、儿童
不宜人群	血压偏低者
营养成分	维生素 A、维生素 B_1、维生素 B_2、维生素 C 及钙、铁、磷、膳食纤维等

选购窍门　以茎秆粗壮、色亮、无黄萎叶片的为佳。

保存方法　用保鲜膜包紧，放入冰箱可储存 2～3 天。

食用宜忌　芹菜叶中所含的胡萝卜素和维生素 C 比茎中的多，因此吃时不要把能吃的嫩叶扔掉。

烹饪宜忌　芹菜可炒、可拌、可做汤，还可做成饮品。

养生功效

芹菜有清热利水，降血压、血脂，镇静，调经，健胃的功效，对高血压、动脉硬化、肺结核有防治作用。芹菜的钙、磷含量较高，有镇静和保护血管的作用，又可增强骨髓、预防小儿软骨病，对妇女月经不调、肝炎、尿道感染等疾病也有很好的疗效，还是健脑益智的理想蔬菜。

最佳搭档

芹菜 配

番茄：降血压

羊肉、牛肉：强壮身体

枣：滋润皮肤、抗衰老

花生：改善脑血液循环、延缓衰老

缓解眩晕、头痛、原发性高血压

用料：芹菜 150 克，蜂蜜适量。

做法：芹菜洗净切细，绞汁后加入等量的蜂蜜，用热水冲服，日服 3 次。但脾胃虚寒者慎用。

止妊娠呕吐

用料：鲜芹菜根 50 克，甘草 10 克，鸡蛋 1 个。

做法：将鲜芹菜根、甘草煎汤，水沸后打入鸡蛋冲服。

利湿消肿

用料：芹菜、苦瓜各 250 克，白糖适量，麻油少许。

做法：将芹菜、苦瓜洗净处理好，用沸水焯一下待凉，加白糖、麻油调味。

小芹菜拌豆芽

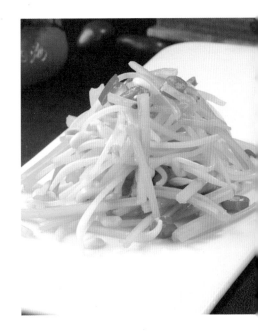

原料：香芹 200 克，黄豆芽 150 克，红椒少许。

调料：香油、食盐、鸡精各适量。

做法：

1. 香芹去根、叶后洗净，切段；

2. 黄豆芽洗净，红椒切碎备用；

3. 锅中加水烧沸，将黄豆芽加食盐焯透，浸入凉开水中，再沥干水，香芹稍烫 10 秒即可沥干水；

4. 将香芹、豆芽、红椒碎一起装盘，加入所有调料拌匀即成。

香菜

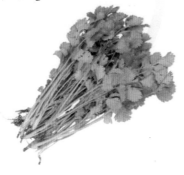

别名	芫荽、胡荽、胡菜、乌苏、香荽
性味归经	性温，味辛，入肺、胃经
每日适用量	约 15 克
热量	129766 焦耳 /100 克
适宜人群	外感风寒、脱肛及食欲不振者，小儿出麻疹者
不宜人群	因热毒而非风寒所致的疹出不透者，口臭、狐臭、严重龋齿、胃溃疡、生疮者
营养成分	蛋白质、碳水化合物、脂肪、维生素 B_1、维生素 B_2、矿物质、烟酸和芳樟醇、异香豆酮

选购窍门　选择气味浓郁、色翠绿、无萎黄叶的新鲜香菜。

保存方法　不宜保存，建议现买现食。

食用宜忌　1. 服用补药时不宜食用香菜，以免降低补药疗效。

2. 不可多食，易耗气伤身。

烹饪宜忌　香菜多用作菜肴的点缀和提味。

养生功效

中医认为，香菜有发汗透疹、消食下气、醒脾和中的作用。经实验发现，香菜的特殊香味能刺激汗腺分泌，促使机体发汗、透疹，还能促进胃肠蠕动，具有开胃醒脾、调和中焦的作用。

最佳搭档

香菜 配

 黄鳝：促进消化吸收

黄豆：祛风解毒、健脾宽中

 冬瓜、黑木耳：利水消肿、降压降脂

 豆腐：健胃、驱风寒

治风寒头痛、胃弱食滞

用料：香菜 10 克，生姜 4 片，粳米 60 克。

做法：将香菜、生姜加粳米煮成香菜粥。

透发麻疹

用料：香菜 30 克。

做法：将香菜洗净，加水煎服。

止呕吐反胃

用料：香菜、甘蔗各适量。

做法：甘蔗洗净榨汁，香菜洗净捣汁，将二汁加温后服用，每日 2 次。

葱油香菜香干

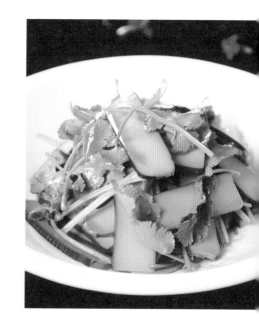

原料：卤香干 200 克，香菜 100 克，香葱 30 克。

调料：植物油、干辣椒、蒜片、醋各适量。

做法：

1. 香葱洗净切段，香菜洗净切段；

2. 卤香干切片，与香菜段一起装入盘中；

3. 植物油倒入锅中烧热，下入干辣椒、蒜片炸香，捞出辣椒、蒜片后放入葱段，小火熬至焦黄，捞除葱段，加入醋，再淋在盘中菜上，拌匀即可食用。

竹笋

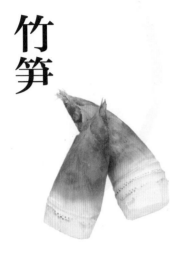

别名	笋子、玉兰片
性味归经	性微寒，味甘，入胃、大肠经
每日适用量	约 50 克
热量	79534 焦耳 /100 克
适宜人群	肥胖者、习惯性便秘者
不宜人群	尿路结石、肾结石、胆结石患者、儿童、年老体弱者、消化不良者、过敏体质者
营养成分	蛋白质、膳食纤维、胡萝卜素、维生素 B_1、维生素 B_2、维生素 C、钙、磷、铁、镁

选购窍门 具有光泽、色泽黄白色或棕黄色，体态肥厚、笋节紧密、纹路浅细、质地嫩脆的为上品。

保存方法 在低温下可保存 5 天。存放鲜笋时不要剥壳，可保留水分和鲜味。

食用宜忌 食用过多易诱发哮喘、过敏性鼻炎、皮炎等，故食用要适量。

烹饪宜忌 1. 鲜竹笋质地细嫩，不宜炒制过老，否则影响口感。

2. 竹笋中难溶性草酸钙含量较多，烹饪时要先焯水。

养生功效

竹笋有消炎、解毒、发豆疹、利九窍、通血脉、化痰涎、消食胀之功效，所含粗纤维对促进肠胃蠕动、防止便秘有一定的效用。经研究，常吃竹笋对防治高血压、延长寿命有一定助益。

最佳搭档

竹笋 配

猪肉：有效降低血糖

兔肉：适合心血管疾病患者

鲍鱼：利尿益精

枸杞子：治疗黄疸

醒酒

用料：冬笋适量。

做法：冬笋加水煎煮后当茶饮。

止热痰咳喘

用料：鲜竹笋、香油、食盐、姜末、蒜末、醋各适量。

做法：将鲜竹笋煮熟切片，加香油、食盐、姜末、蒜末、醋拌食。

缓解便秘、降脂降压

用料：竹笋、木耳、调料各适量。

做法：将竹笋焯水，再和木耳一同炒熟，加调料调味食用。

老汤竹笋毛豆

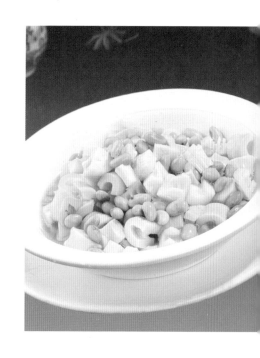

原料：竹笋 600 克，毛豆 200 克，高汤适量。

调料：食盐适量。

做法：

1. 竹笋去外衣，削去老根，切成丁，入沸水中焯烫一会儿，捞出沥水；

2. 毛豆洗净备用；

3. 将高汤烧开，倒入笋丁、毛豆，煨煮至熟，加食盐调味即成。

芦笋

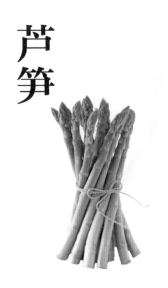

别名	石刁柏、露笋、芦尖、龙须菜
性味归经	性凉，味甘、微苦，归肺经
每日适用量	100 克
热量	54418 焦耳 /100 克
适宜人群	尤其适宜孕妇、心血管疾病患者、肥胖人士、癌症患者
不宜人群	痛风患者和糖尿病人不宜多食
营养成分	碳水化合物、蛋白质、多种维生素和微量元素、甘露聚糖、胆碱、精氨酸、核酸、天冬酰胺、叶酸等

选购窍门　以色泽浓绿、穗尖紧密，切口不变色，粗大柔软的为佳。

保存方法　芦笋不宜存放太久，忌光和高温，应低温避光保存，建议现买现食。

食用宜忌　芦笋营养丰富，但不宜生吃。

烹饪宜忌　芦笋中的叶酸容易被破坏，若要补充叶酸应避免高温长时间烹煮。

养生功效

芦笋所含蛋白质、碳水化合物、多种维生素和微量元素的质量优于普通蔬菜，能增进食欲，帮助消化。经常食用，对心脏病、高血压、心律不齐、水肿、膀胱炎、排尿困难等病症有一定的疗效。芦笋含有丰富的叶酸。芦笋可以使细胞生长正常化，具有防止癌细胞扩散的功能。夏季食用芦笋有清凉降火作用，能消暑止渴。

最佳搭档

芦笋 配

百合：清热、去烦、安神

冬瓜：对高血压、动脉硬化及水肿等有疗效

海参：扶正抗癌

香菇：滋补健身、养胃抗癌

防治肺结核、癌症

用料：芦笋 100 克，水发海参 250 克，鲜汤、食盐各适量。

做法：将水发海参加鲜汤煨熟，加入芦笋煮熟后加食盐调味。

润肺镇咳、通淋抗癌

用料：芦笋 150 克，猕猴桃 1 个，圣女果、彩椒、沙拉酱各适量。

做法：将芦笋焯熟，与猕猴桃、圣女果、彩椒加沙拉酱拌匀食用。

清热解毒

用料：芦笋 400 克，白糖、醋、食盐、香油各适量。

做法：将芦笋焯熟切薄片，加白糖、醋、食盐、香油调味食用。

木瓜炒芦笋

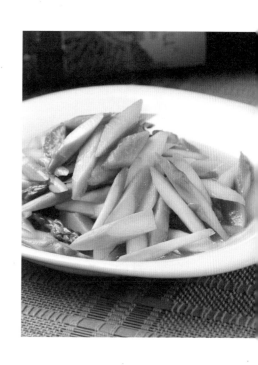

原料：芦笋 300 克，木瓜 350 克。

调料：植物油、食盐各少许。

做法：

1. 芦笋去老根洗净，斜切成片；

2. 木瓜去皮、子后也切成厚片；

3. 锅中放油烧热，下入芦笋翻炒一下，再放入
   木瓜片，炒匀后加食盐调味即成。

黄花菜

别名	金针菜、忘忧草、萱草、健脑菜、安神菜
性味归经	性凉，味甘，入肝、脾、心经
每日适用量	鲜品约 50 克，干品约 15 克
热量	833014 焦耳 /100 克
适宜人群	孕妇、高血压患者、慢性胃炎患者
不宜人群	痰多、哮喘者
营养成分	糖类、蛋白质、脂肪、膳食纤维、维生素和钙、铁等矿物质

选购窍门 干品以色泽棕黄，无油性，条长粗壮均匀，无霉变、无虫蛀的为好。

保存方法 鲜黄花菜不耐储藏。干品保持干燥可保存较长时间。

食用宜忌 鲜黄花菜含有秋水仙碱，易引起中毒，不能直接食用。黄花菜与肉类共煮或加油炒食营养价值更高。

烹饪宜忌 1. 鲜黄花菜要先焯一下水，再浸泡 2 小时，捞出挤干再烹饪。

2. 干品要先用清水或温水浸泡透，多次清洗后再烹饪。

养生功效

黄花菜富含卵磷脂，能增强和改善大脑功能，因此被称为"健脑菜"。黄花菜还对胎儿发育很有益处，适宜孕产妇食用。黄花菜含有丰富的膳食纤维，能促进大便的排泄，还有降低胆固醇的功效，对神经衰弱、高血压、动脉硬化、慢性肾炎均有治疗作用。中医认为黄花菜有清热利尿、健脾开胃、止血除烦等功能。

最佳搭档

黄花菜 配

猪肉：滋补气血、填精补髓

地瓜叶：清除体内自由基

鸡蛋：清热解毒、滋阴润肺、止血消炎

黑木耳：安五脏、补心志、明目

改善肌肤暗沉

用料：干黄花菜 35 克，猪蹄 600 克，食盐、桂皮各少许。

做法：将干黄花菜浸泡后洗净，猪蹄洗净剁成块，焯水后再放入锅中，加适量水、桂皮一同煮至六成熟，加入黄花菜，继续煮至猪蹄软烂，加食盐调味后即可食用。

结肠癌食疗

用料：干黄花菜 25 克，黑木耳 15 克，乌骨鸡 1 只，食盐适量。

做法：干黄花菜、黑木耳均泡发后洗净，乌骨鸡洗净剁块，放入锅中加水煮开，下入黄花菜、木耳一同炖至鸡肉熟烂，加食盐调味后食用。

黄花肚丝煲

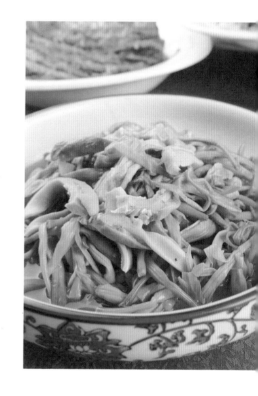

原料：猪肚 300 克，干黄花菜 80 克。

调料：食用油、食盐、面粉、料酒、生抽、鸡精各适量。

做法：

1. 将猪肚用食盐、面粉抓洗，再用清水冲净，焯烫三四分钟后捞出，锅中再放清水煮开，下入猪肚、料酒煮至猪肚熟烂（筷子能顺利插穿），盛出切条；
2. 干黄花菜用温水浸软，洗净后沥水备用；
3. 锅中烧热油，下入猪肚条、黄花菜翻炒一下，加入适量清水，炖煮至菜熟，加食盐、少许生抽、鸡精调味即可。

蒜薹

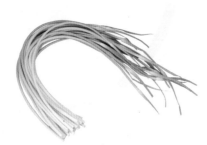

别名	蒜苔、蒜毫
性味归经	味辛，性温，归脾、胃、肺经
每日适用量	50 克
热量	255346 焦耳 /100 克
适宜人群	便秘、痔疮、肺炎、冠心病、动脉硬化者
不宜人群	消化功能不佳者
营养成分	蛋白质、脂肪、膳食纤维、维生素 A、维生素 C、维生素 E、胡萝卜素、钙、铁、锌、硒等

选购窍门　选购蒜薹时以条长适中，新鲜脆嫩，上部浓绿，基部嫩白，白色部分软、嫩，绿色部分尾端不黄、不蔫、手掐有脆嫩感，顶帽不开花者为佳。

保存方法　阴凉通风处可保存 3 ~ 6 天。

食用宜忌　蒜薹不宜过多食用，以免损害肝脏。

烹饪宜忌　蒜薹不宜烹制得过烂，以免辣素被破坏，杀菌作用降低。

养生功效

蒜薹中含有丰富的维生素 C，具有明显的降血脂及预防冠心病和动脉硬化的作用，并可防止血栓的形成。蒜薹外皮含有丰富的纤维素，可刺激大肠排便，调治便秘。多食用蒜薹，能预防痔疮的发生，降低痔疮的复发次数，并对轻中度痔疮有一定的治疗效果。蒜薹还含有较丰富的大蒜素，具有活血、防癌、抑菌杀菌、健脾胃等功效。蒜薹中含有辣素的杀菌能力可达青霉素的 1/10，可驱虫、预防伤口感染，还能保护肝脏、预防癌症、醒脾气、消积食。

最佳搭档

蒜薹 配

木耳：开胃健脾、降脂

肉类：增强免疫力

莴笋：利五脏，健筋骨

抗癌

用料：蒜薹、肉馅、面粉、食盐、酱油各适量。

做法：蒜薹、肉馅按 4 : 1 的比例加食盐、酱油拌匀制成馅，做成饺子或包子食用。

消炎杀菌

用料：蒜薹 300 克，蒜片 50 克，调料适量。

做法：将二种用料炒熟，加调料调味即成。

辅助治疗口腔溃疡

用料：蒜薹 15 克，白菜根 60 克，枣 10 枚。

做法：将以上用料一同加水煎服，每天 1 ~ 2 次。

蒜薹炒腊肉

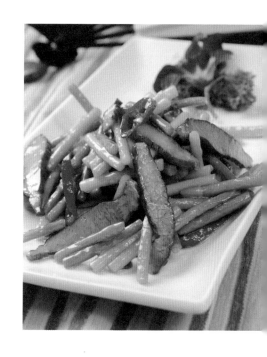

原料：腊肉 150 克，蒜薹 350 克，红尖椒 1 个。

调料：植物油、食盐、生抽、醋、鸡精、姜丝
各适量。

做法：

1. 腊肉浸泡 1 小时，洗净后切片；

2. 蒜薹洗净切段，红尖椒切段备用；

3. 植物油倒入锅中烧热，下入腊肉片、姜丝炒
香，再下入蒜薹段，中火翻炒至熟，炒时可
淋少许水，以免蒜薹焦煳，加入尖椒段炒匀，
最后加剩余调料即成。

芋头

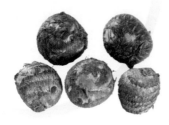

别名	芋艿、毛芋
性味归经	性平，味甘、辛，归肠、胃经
每日适用量	100 克
热量	330694 焦耳 /100 克
适宜人群	身体虚弱者、儿童、癌症患者、腹泻者
不宜人群	糖尿病患者
营养成分	淀粉、蛋白质、脂肪、维生素 B_1、维生素 B_2、黏液蛋白、膳食纤维及钙、磷、铁等

选购窍门 选择大小均匀，无虫眼、无疤痕、无腐烂痕迹，有一定重量感的为好。

食用宜忌 1. 芋头一定要煮熟，否则其中的黏液会刺激咽喉引起不适。

2. 芋头含有较多的淀粉，一次吃得过多会导致腹胀。

烹饪宜忌 芋头的黏液中含有一种复杂的化合物，遇热易分解，因此在剥洗芋头时手部皮肤会发痒，在火上烤一烤就可以缓解。剥洗芋头时戴上手套，或先煮几分钟再捞出去皮，也能避免手部发痒。

养生功效

芋头所含的矿物质中，氟的含量较高，具有洁齿防龋、保护牙齿的作用。芋头中有一种天然的多糖类高分子胶体，具有很好的止泻作用，并能增强人体的免疫功能。芋头还可以作为防治肿瘤的常用药膳食物。中医认为芋头有益胃宽肠、通便解毒、补益肝肾、散结、调节中气、化痰的功用。

最佳搭档

芋头 配

猪排骨：加速胃肠蠕动，促进胆固醇的分解

牛肉：强壮筋骨、保护牙齿

大米：促进营养物质的吸收

鲫鱼：帮助排便，改善皮肤粗糙

利水消肿

用料：芋头 1000 克，红糖 250 克。

做法：将芋头冲洗干净，加水煮七八分钟，捞出剥去皮，再切成片。锅中放适量水烧开，加入红糖，煮沸后倒入芋头片，一同煮至芋头片熟软即可。

排毒养颜

用料：芋头 200 克，鲫鱼 1 条，调料适量。

做法：将芋头去皮切片，与处理干净的鲫鱼一起放入盘中，淋入调料一同蒸熟食用。

芋头鲶鱼

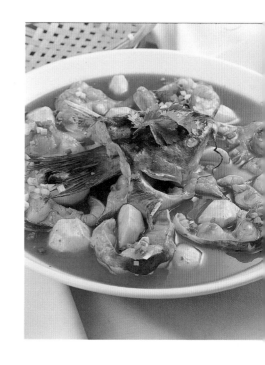

原料：芋头 400 克，鲶鱼 600 克。

调料：植物油、食盐、料酒、酱油、陈醋、豆瓣酱、
　　　葱花、姜末、蒜片各适量。

做法：

1. 芋头去皮洗净，切块；

2. 鲶鱼去内脏、鳃后洗净横切成短段，加料酒腌渍一会儿；

3. 锅中先放油烧热，下入剁细的豆瓣酱、姜末炒香，再下入芋头翻炒一会儿，加入适量水烧开，下入鱼段，炖煮 8~10 分钟，加入剩余调料煮入味即可出锅。

白萝卜

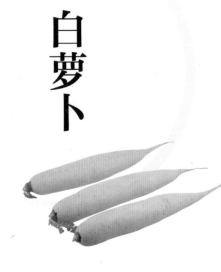

别名 萝卜、莱菔

性味归经 性凉，味甘、辛，入脾、胃、肺经

每日适用量 100~150 克

热量 54418 焦耳 /100 克

适宜人群 肥胖者、便秘者、食欲不振者、肺热咳嗽者、动脉硬化者

不宜人群 脾胃虚寒者、慢性胃炎者、胃及十二指肠溃疡者、先兆流产者

营养成分 糖类、大量的维生素、铁、钙、磷、膳食纤维、芥子油、淀粉酶

选购窍门 以大小均匀、表皮光滑、比重大，手指轻弹时声音沉重、结实的为佳。

保存方法 带泥存放最好，如果已清洗过，则可用纸包起来放入塑料袋中保存。

食用宜忌 脾胃虚寒者要少食白萝卜。

烹饪宜忌 白萝卜和胡萝卜最好不要同食，若一起烹调食用，应加醋调和。

养生功效

萝卜含纤维素多，可防治便秘，因其热量较少，故有助于减肥。萝卜含有大量的维生素 A 和维生素 C，能防癌抗癌。中医认为，萝卜可治食积胀满、咳嗽失音、吐血、消渴、痢疾等症。我国有许多关于萝卜的民间谚语，如"冬吃萝卜夏吃姜，不用大夫开药方"等，可见萝卜对人体的益处很大。

最佳搭档

白萝卜 配

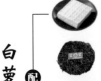

豆腐：利于吸收营养，促进消化

紫菜、酸梅：清肺热、治咳嗽

各种肉类：益气血，增强抵抗力

大米：止咳化痰、健胃消食

止吐

用料：白萝卜80克，蜂蜜适量。

做法：将白萝卜洗净捣碎，倒入锅中，加水煎煮后加蜂蜜调拌匀，细细咀嚼。

治支气管炎

用料：白萝卜250克，生姜汁少许。

做法：将白萝卜洗净，捣碎取汁液后加入几滴生姜汁拌匀服用。

改善消化不良

用料：海蜇80克，白萝卜150克。

做法：将海蜇漂洗净，与切成丝的白萝卜一起做成汤食用。

白萝卜炒鸡丁

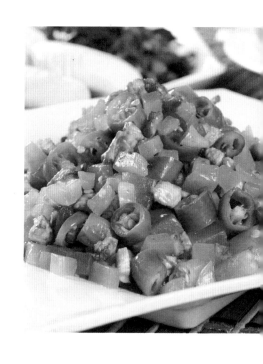

原料：白萝卜丁350克，鸡胸肉250克。青尖椒段、红尖椒段各适量。

调料：植物油、食盐、生抽、料酒、醋、胡椒粉、淀粉各适量。

做法：

1. 鸡胸肉洗净，切丁，加料酒、生抽、胡椒粉、淀粉腌渍半小时；

2. 锅中倒油烧热，下入鸡丁滑炒一下，再倒入萝卜丁，翻炒至萝卜呈透明状，也可淋少许水炖煮一下，待萝卜熟软，加青尖椒段、红尖椒段快速翻炒1分钟，加剩余调料调味。

胡萝卜

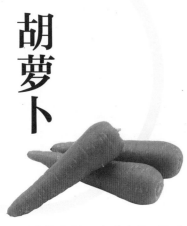

别名	红萝卜、番萝卜、丁香萝、小人参
性味归经	性平，味甘、涩，归心、脾、肺、胃经
每日适用量	约 100 克
热量	104650 焦耳 /100 克
适宜人群	老人、小孩更适合
营养成分	胡萝卜素、蛋白质、脂肪、碳水化合物、维生素 A、B 族维生素、维生素 C

选购窍门　宜选购体形圆直、表皮光滑、色泽橙红、无须根的胡萝卜。

保存方法　用保鲜膜封好放入冰箱或置于通风处保存。

食用宜忌　胡萝卜忌与酒同食，因大量胡萝卜素与酒精易在肝脏中产生毒素。

烹饪宜忌　1. 胡萝卜用油炒熟，或和肉类一起炖煮食用，更利于消化吸收。

2. 炒胡萝卜不宜加醋，否则胡萝卜素就会被破坏殆尽。

3. 胡萝卜皮含有较多的营养成分，烹饪胡萝卜不要去皮。

养生功效

胡萝卜含有丰富的维生素 A，具有促进机体生长繁殖、维持上皮组织、防治呼吸道感染及保持视力正常、防治夜盲症和眼干燥症等功能。胡萝卜中所含的挥发油使之有一种芳香气味，这种气味能促进消化，并有杀菌作用。中医认为胡萝卜能健脾、化滞，可辅助治疗消化不良、久痢、咳嗽、眼疾，还可降血糖。

最佳搭档

胡萝卜 配

菠菜：能有效预防中风

枣：解毒止咳

猪肝：明目、养肝、补血

排骨：滋阴养血、美容养颜

润肺止咳

用料：胡萝卜 150 克，枣 15 枚，白糖适量。

做法：将枣洗净，胡萝卜洗净切块，共置锅内，加水煎取汁液，调入白糖，代茶饮，连服 10~15 日。可治小儿百日咳。

治小儿盗汗、自汗

用料：猪腰 1 对，胡萝卜 80 克，食用油、食盐、姜丝等调料各适量。

做法：将猪腰切成腰花，与胡萝卜按常法炒熟，加调料调味即可。

缓解口腔溃疡

用料：胡萝卜 200 克，苹果 250 克。

做法：将胡萝卜、苹果分别洗净切块，放入榨汁机中搅打成汁，分 2 ~ 3 次饮服。

胡萝卜烧鸡

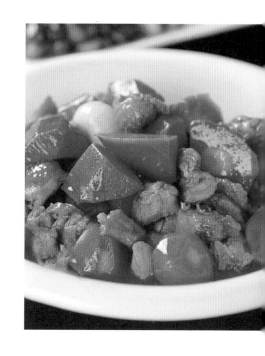

原料：胡萝卜块 400 克，鸡肉块 350 克。

调料：植物油、食盐、酱油、料酒、鸡精、蒜瓣、姜片各适量。

做法：

1. 鸡肉块洗净，加酱油、料酒、姜片腌渍 30 分钟；

2. 将锅烧热后倒入植物油，放入蒜瓣煸香，再下入鸡块煸炒至鸡块出油，加适量水，加盖焖煮至六成熟，加入胡萝卜块，一同烧煮至熟软后加食盐、酱油、鸡精调味即成。

山药

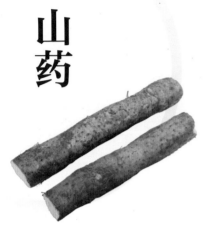

别名	淮山、怀山药、山芋蓣、麻山药、土薯
性味归经	性平,味甘,入肺、脾、肾经
每日适用量	100 克
热量	234416 焦耳 /100 克
适宜人群	糖尿病、长期腹泻者、体弱者
不宜人群	大便燥结者
营养成分	多种氨基酸、胡萝卜素、黏液质、胆碱、

淀粉酶及维生素 B_1、维生素 B_2、维生素 C 等

选购窍门　以洁净、无畸形或分枝、根须少、没有腐烂和损伤、切口处有粘手感的黏液且重量较重者为好。

保存方法　完整没切开的山药置于阴凉通风处可保存较长时间。

食用宜忌　大便燥结者要少食。山药宜去皮食用,以免产生麻的口感。

烹饪宜忌　山药去皮后会有黏液,改刀时容易滑腻切手,可先用清水加少许醋清洗,然后再切。一旦削皮后要尽快烹饪。烹饪山药最好不用铁器。

养生功效

山药是虚弱、疲劳或病愈者恢复体力的最佳食品,不但可以抗癌,对于癌症患者治疗后的调理也极具疗效,经常食用可以提高免疫力、预防高血压、降低胆固醇、利尿、润滑关节。由于山药脂肪含量低,即使多吃也不会发胖,更具有滋养壮身、助消化、敛汗、止泻等作用。

最佳搭档

山药 配

- 莲子:养心安神
- 鸭肉:消除油腻、补肺
- 核桃、芝麻:补中益气、强壮筋骨
- 杏仁:补肺益肾

治慢性腹泻

用料：山药 50 克，蛋黄 2 个。

做法：将山药去皮洗净，切块后捣碎，用开水调成浆，倒入锅中文火炖煮，边煮边搅拌，煮沸后拌入蛋黄，煮熟后早晚两次空腹温热食用。

缓解更年期综合征

用料：山药块 100 克，小麦、糯米各 50 克，糖适量。

做法：将小麦、糯米分别淘净浸泡 3 小时，加水煮开，下入山药块一同煮成较稀的粥，早晚 2 次食用。

蛤蜊烩山药

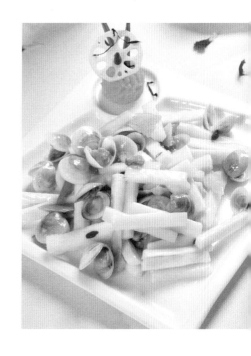

原料：山药 350 克，蛤蜊 400 克。

调料：植物油、食盐、料酒、姜片、葱段、蒜片各适量。

做法：

1. 蛤蜊泡水喂养 1 天，待其吐尽沙后洗净，放入沸水中加料酒煮至开壳，捞出沥水；

2. 山药去皮洗净，切条；

3. 油倒入锅中烧热后下入山药条，翻炒一会儿后加适量水，炖煮至山药熟，加入蛤蜊和剩余调料，继续煮 3~4 分钟，待水收干即成。

土豆

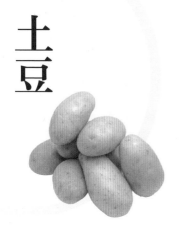

别名	马铃薯、洋芋、地瓜蛋、番仔薯
性味归经	性平、微凉，味甘，归脾、胃经
每日适用量	约 150 克
热量	318136 焦耳 /100 克
适宜人群	胃病和心脏病患者可多食
不宜人群	孕妇不宜多食，以避免妊娠风险
营养成分	淀粉、膳食纤维、蛋白质、维生素、钾

选购窍门 应选表皮光滑，无损伤、虫害、腐烂、发芽、变绿和萎蔫的土豆。

保存方法 置于阴凉干燥处，避免日光照射。

食用宜忌 如果土豆发芽过多或皮肉大部分变紫，则千万不能烹调食用。

烹饪宜忌 发芽土豆中引起中毒的龙葵素可溶于水，遇醋酸易分解。如是少量发芽的土豆，可深挖去发芽部分，并浸泡半小时以上，烹调时加些醋，可加速破坏龙葵素，促其毒素分解。

养生功效

土豆含有丰富的淀粉，它在体内被缓慢吸收，不会导致血糖过高，可用于糖尿病患者的食疗。土豆所含的粗纤维有促进胃肠蠕动和加速胆固醇在肠道内代谢的功效，可以治疗习惯性便秘和预防血液胆固醇增高。土豆是低热能、高蛋白、富含维生素和微量元素的食品，是理想的减肥食品。中医认为土豆具有和胃调中、益气健脾、强身益肾、消炎活血等多种功效，可辅助治疗消化不良、习惯性便秘、神疲乏力、慢性胃痛、关节疼痛和皮肤湿疹等症。

最佳搭档

土豆 配

牛肉：提供更全面的营养，还能保护胃黏膜

豇豆：促进吸收，增强免疫

大米：提高氨基酸利用率

治胃痛

用料：土豆 250 克，蜂蜜少许。

做法：土豆切丁，加水煮成糊状，服食时加蜂蜜，每日晨时空腹食用，连服半个月。

治便秘

用料：土豆、蜂蜜各适量。

做法：土豆去皮榨汁，倒入锅中小火上煮至黏稠，稍凉后加入蜂蜜拌匀，每天 1 次，每次 2 小勺，空腹食用。

小偏方

湿疹：将新鲜土豆洗净切碎捣烂，敷患处，外用纱布包扎，每天换 4~6 次，2~3 天便可治愈。

牛肉烩土豆丝

原料：牛里脊肉丝 200 克，土豆丝 300 克。

调料：植物油、食盐、醋、生抽、料酒、淀粉、
胡椒粉、鸡精、葱段、姜丝、干辣椒各适量。

做法：

1. 牛里脊肉丝加生抽、料酒、淀粉、胡椒粉拌匀腌渍 20 分钟；

2. 油倒入锅中烧热后下入干辣椒、姜丝，爆香后下入牛肉丝滑炒一下，放入土豆丝一同翻炒，炒至六成熟后可淋入少许水，烩至水干菜熟，加醋、食盐、鸡精、葱段炒入味即可。

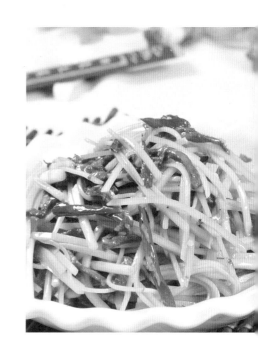

红薯

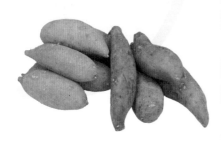

别名	甘薯、地瓜、番薯、红苕、山芋
性味归经	性平，味甘，归脾、肾经
每日适用量	约 150 克
热量	414414 焦耳 /100 克
适宜人群	一般人都适宜，尤其适宜肥胖者和心血管疾病患者
不宜人群	糖尿病患者
营养成分	碳水化合物、膳食纤维、生物类黄酮、维生素 A、维生素 C、胡萝卜素等

选购窍门　以外皮完整结实、表皮少皱纹，且无斑点、无腐烂的为上品。

保存方法　1. 置于阴凉通风处可保存 1 个月，但是，碰伤的红薯不易存放。

2. 红薯不宜与土豆一起存放，否则会出现红薯僵心或土豆发芽不能食用的现象。

食用宜忌　1. 表皮呈褐色或有黑色斑点的红薯不能吃。

2. 红薯忌生食或未熟透食用，以免致消化不良或产生不适感。

烹饪宜忌　红薯既可作主食，又可当蔬菜。蒸、煮、炸等方法都可。

养生功效

红薯含有丰富的膳食纤维，所含的维生素 A 还能改善夜盲症，具有明目的功效。红薯可以润泽肌肤，减少压力、延缓衰老，提高抵抗力。红薯能阻止糖类转变成脂肪，又可增进饱腹感，能减少热量摄取，是减肥佳品。科学家还发现，红薯中的黏液蛋白能促进低密度胆固醇的排出，降低心血管疾病的发生率。

最佳搭档

红薯 配

 排骨：促进吸收，降低胆固醇。

 米、面：化解胀气。

 肉类：保持人体酸碱平衡。

润肠通便

用料：红薯 200 克，枣 50 克，蜂蜜 25 毫升。

做法：先将红薯去皮切碎，放入枣、清水煎至食材均熟，稍凉后加入蜂蜜。每日分 2 次空腹食完。特别对老年人习惯性便秘有显著效果。

降糖降脂

用料：红薯 300 克，冬瓜 150 克，熟油、食盐各少许。

做法：将红薯去皮，与冬瓜一同切块，加水煮成汤，加少许熟油、食盐调味。

治黄疸

用料：红薯适量。

做法：将红薯洗净，煮熟烂食用。

五彩吉红薯

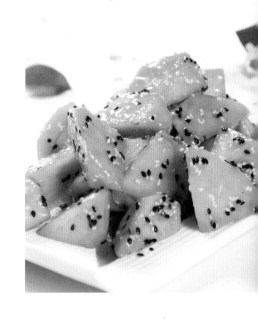

原料：红薯 500 克，黑芝麻、白芝麻各 10 克。

调料：植物油、白糖各适量。

做法：

1. 红薯去皮洗净，切滚刀块，再放入蒸锅蒸至刚熟关火；

2. 黑芝麻、白芝麻放入锅中小火炒熟，盛出备用；

3. 锅中放植物油烧热，加入白糖炒至熔化，撒入黑芝麻、白芝麻，再放入红薯块翻炒均匀即可出锅。

魔芋

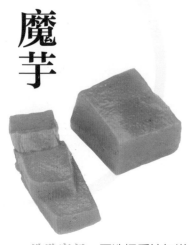

别名	麻芋、蒟蒻、磨芋、蒻头、鬼芋
性味归经	性温，味甘、辛，入心、脾经
每日适用量	100 克
热量	154882 焦耳 /100 克
适宜人群	糖尿病患者、肥胖者
不宜人群	皮肤病者
营养成分	膳食纤维、维生素、黏液蛋白、甘露糖苷等

选购窍门　要选择质地细嫩、无杂质的魔芋。

保存方法　魔芋多制成魔芋豆腐，入冰箱中可保存 2~3 天。

食用宜忌　生魔芋有毒，须经多种工序加工制成食品后方可食用。

烹饪宜忌　魔芋在烹饪前最好先焯水去异味。魔芋制品主要有魔芋豆腐、魔芋粉丝、魔芋片、魔芋方便面、魔芋果冻、魔芋面条等。

养生功效

魔芋所含的黏液蛋白能预防动脉硬化和防治心脑血管疾病，提高机体免疫力，魔芋还含有对癌细胞有干扰作用的物质——甘露糖苷以及丰富的膳食纤维，能防止便秘和肠道病症。食用魔芋后有饱腹感，它是理想的减肥食品。魔芋能延缓葡萄糖的吸收，有效地降低餐后血糖。魔芋还具有补钙、平衡食盐分、洁胃、整肠、排毒等作用。

最佳搭档

魔芋 配

　鸭肉：降压、降脂，提高免疫力

　黄瓜：预防肥胖、便秘和糖尿病

　泡椒：改善食欲，增进魔芋的口感

　海带：改善便秘，防止肠道疾病

减肥瘦身

用料：魔芋 250 克，黄瓜 200 克，小米椒、食盐、醋各适量。

做法：魔芋焯一下水，锅中爆一下小米椒后放入魔芋和黄瓜，炒熟后加食盐、醋调味，佐餐食用。

降压降糖

用料：香菇 4 朵，白菜 200 克，魔芋 200 克，枸杞子 15 克，植物油、食盐各少许。

做法：魔芋切片，焯去碱味，锅中放油烧热，下入香菇和白菜炒软，加入适量清水和泡香菇的水，煮沸后放入魔芋片、枸杞子同煮至熟，加食盐调味即可。

魔芋烧鸭

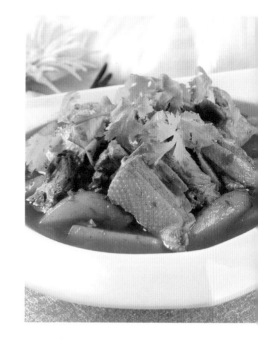

原料：鸭肉 500 克，魔芋 350 克。

调料：食用油、食盐、酱油、料酒、醋、郫县豆瓣酱、鸡精各适量。

做法：

1. 鸭肉洗净剁成块，焯烫一下再沥干水；

2. 魔芋洗净切块，也焯一下水；

3. 锅中烧热油，下豆瓣酱炒香，倒入鸭肉块翻炒一会儿，淋入料酒，继续炒一会儿后加适量水，炖煮半小时，加入魔芋，待再沸后加酱油、醋，煮至鸭肉熟后加食盐、鸡精调味。

洋葱

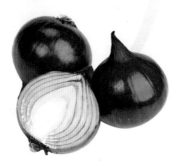

别名 葱头、圆葱、胡葱

性味归经 性温，味辛，入心、脾、肝、胃经

每日适用量 50 克

热量 163254 焦耳 /100 克

适宜人群 糖尿病患者、高血压患者、动脉硬化患者、癌症患者

不宜人群 热病、皮肤瘙痒、胃病患者

营养成分 蛋白质、膳食纤维、胡萝卜素、前列腺素 A、维生素 B_1、维生素 B_2、维生素 C、硒等

选购窍门 以球体完整，没有裂开或损伤，外层保护膜较多，无发芽、腐烂的为好。

保存方法 洋葱贮藏期限较一般蔬菜都要长，可放置在阴凉通风处或冰箱中。

食用宜忌 过量食用洋葱容易产生挥发性气体，引起胀气和排气过多，肠胃有问题的人要少食。

烹饪宜忌 洋葱不宜炒得过老，以免破坏其营养物质。切洋葱易因刺激而流泪，可先把刀用冷水浸泡一会儿，或者把洋葱剖开稍浸泡一下，均可避免此现象。

养生功效

常食洋葱可以稳定血压，降血脂和血糖，防治动脉硬化和杀菌。它含有的硒是一种抗氧化剂，能使人体产生大量的谷胱氨酸，使癌症发生率大大下降，并能推迟细胞的衰老，使人延年益寿。中医认为洋葱能散寒健胃、发汗祛痰、杀菌抗癌。

最佳搭档

洋葱 配

— 羊肉、牛肉、猪肉、鸡肉：增强机体免疫力

鸭肉：预防心血管疾病

猪肝：补虚损、强身体

— 葡萄酒：降压降脂

治风湿

用料：新鲜洋葱 250 克，芥籽油适量。

做法：将新鲜洋葱剥去老皮，切成块后榨汁，取汁与等量的芥籽油混合后饮用。

治咽喉炎

用料：洋葱 200 克，醋适量。

做法：将洋葱剥去老皮洗净，切成块后榨成汁，再与等量的醋混合饮用。

治坏血病

用料：洋葱 250 克，食盐少许。

做法：将洋葱去老皮洗净，切成块，榨成汁，加食盐一起煮开后饮用。

肉末洋葱烧南瓜

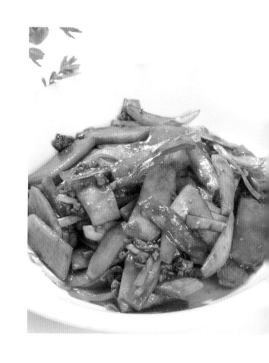

原料：洋葱 200 克，南瓜 250 克，猪肉 80 克，
红椒丝少许。

调料：植物油、食盐、生抽、鸡精、葱段各少许。

做法：

1. 洋葱洗净后切条，南瓜去皮、子后切片；

2. 猪肉洗净，剁成细末；

3. 锅中放油烧热，下入肉末炒散，加入南瓜片
翻炒一会儿，再放入洋葱条、红椒丝、葱段
快速翻炒，淋入生抽炒匀，最后加食盐、鸡
精调味，即可出锅装盘。

百合

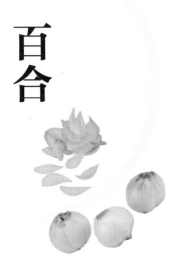

别名	夜合、菜百合
性味归经	性微寒，味甘，入心、肺、肝经
每日适用量	鲜品 30 克，干品 6~12 克
热量	678132 焦耳 /100 克
适宜人群	体质虚弱、睡眠不宁者
不宜人群	风寒咳嗽、虚寒出血、脾虚便溏者
营养成分	淀粉、蛋白质、脂肪、胡萝卜素、维生素 B_1、维生素 B_2、钙、磷、铁、镁及秋水仙碱、百合苷等生物碱

选购窍门 以洁白新鲜、没有变色、无腐烂的为好。

保存方法 用保鲜膜封好置于冰箱中可保存 1 周左右。

烹饪宜忌 百合可炒、蒸、煮、炖汤，也可制成甜品、熬粥。鲜百合质地较嫩，不宜炒得过老。

养生功效

百合是滋补佳品，能抗疲劳、催眠、提高免疫力。据药理研究，百合具有补中益气、温肺止咳的功能，能增加肺脏内血液的流量，改善肺部功能，患支气管病的人食用百合有助改善病情。鲜百合富含水分，还可以解渴润燥。阴虚久咳、痰中带血、虚烦惊悸、失眠多梦、精神恍惚等症适宜食用百合。

最佳搭档

莲子：对病后体弱、神经衰弱大有裨益

沙参：营养滋补

鸡蛋：润燥安神、养阴润肺

乌梅：益气补虚、润肺止咳

百合 配

预防多动症

用料：鲜百合 60 克，枣 4 个，鸡蛋 2 个，白糖适量。

做法：将百合、枣加 400 毫升水，大火煮开，打入鸡蛋，煮至熟后下白糖调味，分 2 次服食。

缓解胃痛

用料：干百合 20 克，干龙眼肉、陈皮各 10 克，糯米 60 克，冰糖适量。

做法：将食材加水煮粥，最后用冰糖调味。

缓解久咳胸痛

用料：薏米 200 克，干百合 50 克。

做法：将以上两味放入锅中，加 5 碗水，煎熬成 3 碗，分 4 次服，1 日服完。

百合西芹炒银杏

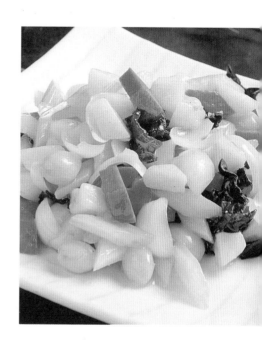

原料：鲜百合 100 克，西芹、胡萝卜各 150 克，银杏 50 克，黑木耳少许。

调料：植物油、食盐、鸡精各少许。

做法：

1. 鲜百合剥开洗净，胡萝卜、西芹均洗净切片；

2. 银杏焯烫一下，黑木耳泡开后撕成小朵；

3. 锅中烧热油后下入胡萝卜翻炒一下，再加入木耳、银杏、西芹片，继续快速翻炒至食材七成熟，加入百合，炒熟后加食盐、鸡精即成。

姜

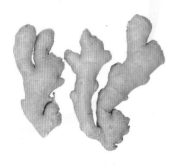

别名	生姜、川姜、白姜
性味归经	性温，味辛，归肺、胃、脾经
每日适用量	10 克
热量	171626 焦耳 /100 克
适宜人群	伤风感冒、寒性痛经、食欲不振者
不宜人群	眼睛干涩、易长痘及肝病患者
营养成分	维生素、淀粉、膳食纤维、姜醇、姜辣素、姜油酚等

选购窍门 优质姜完整饱满、节疏肉厚，无须根、烂顶、黑心。

保存方法 生姜喜阴湿暖，忌干怕冷，适宜存贮温度为 12~15℃。嫩姜可用保鲜膜包起来放在冰箱中保存。老姜可放在通风处保存。

食用宜忌 1. 食欲不振时吃上几片姜或在菜里放上一点嫩姜，能改善食欲。
2. 吃姜一次不宜过多，以免吸收大量姜辣素后产生口干、咽痛、便秘等症状。

烹饪宜忌 注意烂姜、冻姜不要烹饪食用，因为姜变质后会产生致癌物。

养生功效

生姜的辣味成分能增强和加速血液循环，刺激胃液分泌，帮助消化，有健胃的功能。研究发现生姜还有抗衰老、护心脏、预防胆结石、抑菌杀虫、抑制癌肿等多种奇效。中医认为，生姜具有发汗解表、温中止呕、温肺止咳、解毒的功效，着凉、感冒时熬些姜汤喝，能起到很好的治疗作用。

最佳搭档

姜 配
- 羊肉：治寒腹痛、腰背冷痛
- 醋：促进胃肠蠕动，预防便秘
- 牛奶：止吐

防治感冒

原料：姜、红糖各适量。

做法：将姜洗净切片，和红糖一起加水煮成浓汁，趁热服用。

止呕吐

用料：姜6片，陈皮3块。

做法：将姜、陈皮放入锅中，加水煮成汤汁，趁热饮用水。

治冻疮

用料：姜、辣椒各30克，白萝卜60克。

做法：将姜、辣椒、白萝卜洗净切片，加水煮10分钟，以水清洗患处。

仔姜肥牛

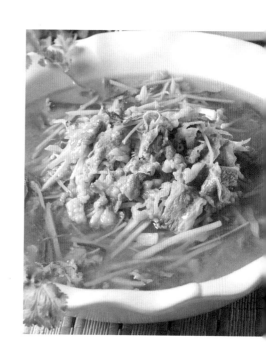

原料：牛肉400克，仔姜100克，红尖椒60克。

调料：植物油、食盐、料酒、白醋、蒜片、葱
　　　段各少许。

做法：

1. 牛肉整块洗净，放入冰箱冷冻后切成薄片；

2. 仔姜洗净，切成丝，红尖椒洗净一剖两半；

3. 锅中烧热油后下入红尖椒、姜丝，翻炒出香味，
   加入适量水烧煮2分钟，下入牛肉片、蒜片、
   葱段煮开，淋入料酒，继续炖煮3分钟后加
   入白醋、食盐即可。

蒜

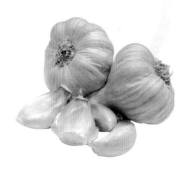

别名	大蒜、蒜头
性味归经	性温、平，味辛，入脾、胃、肺经
每日适用量	15 克
热量	527436 焦耳 /100 克
适宜人群	流行性感冒、肺病、伤寒者
不宜人群	胃溃疡和十二指肠溃疡等胃肠道疾病患者、眼疾患者、阴虚火旺者、肝病者
营养成分	蛋白质、碳水化合物、维生素 C、钙、磷、铁、蒜素、硫胺素等

选购窍门　以个头大、包衣紧、蒜瓣大且均匀的为好。

保存方法　用网状袋子装好，悬挂于通风处。保存大蒜的最佳温度是 25~30℃，湿度在 65%~70% 之间，太干燥的环境反而会使大蒜失去水分。

食用宜忌　大蒜要嚼碎食用才能充分吸收其中的大蒜素等营养成分。吃大蒜后口腔会有难闻的气味，喝一杯牛奶可去除蒜味。

烹饪宜忌　紫皮大蒜的抗菌效果强于白皮蒜，生用强于熟用，所以不宜炒得太熟。

养生功效

蒜可健胃、杀菌、散寒、祛风湿，特别适合肺病患者食用。大蒜既可作调味品，又能防病健身，被人们称为"天然抗生素"。大蒜中含有的大蒜辣素具有明显的抗炎灭菌作用，其中一种叫"硫化丙烯"的辣素，其杀菌能力可达到青霉素的 1/10。大蒜有调节胰岛素、抑制肿瘤、防癌的作用，还可防止血栓的形成。常食大蒜能延缓衰老，它的抗氧化性优于人参，经常接触铅或有铅中毒倾向的人食用大蒜，能有效地预防铅中毒。

最佳搭档

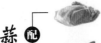

蒜 配

肉类：使 B 族维生素的析出量提高数倍

黄瓜、醋、木耳：清热解毒、杀菌，促进脂肪和胆固醇的代谢

降低胆固醇、高血脂

用料：大蒜 3 克。

做法：将生大蒜切成片，每日生吃 3 克左右，持续 1 个月。

缓解关节炎

用料：大蒜、橄榄油各适量。

做法：将大蒜切片，加橄榄油浸泡，放入冰箱冷藏，烹饪菜肴时加入一些食用。

缓解消化不良

用料：大蒜 2 瓣，姜 2 片，粳米 60 克。

做法：将粳米洗净浸泡半小时，加适量水煮至米粒开花时加入大蒜、姜片，继续熬煮成粥食用。

蒜蓉粉丝蒸菜墩

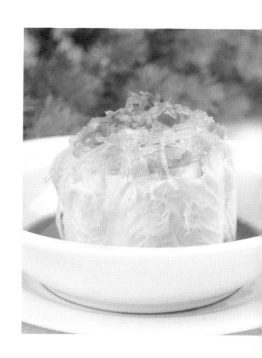

原料：嫩白菜心 1 个，大蒜 35 克，粉丝、红椒各少许。

调料：熟植物油、食盐、生抽、葱末各少许。

做法：

1. 粉丝泡软，切短段备用；

2. 大蒜、红椒均洗净切末，加葱末、熟油、生抽拌匀；

3. 嫩白菜心洗净，切去 1/2，留根部的菜墩放于碗内，撒上食盐，再放上粉丝，淋上拌好的蒜末等，蒸 10 分钟至菜墩熟即可。

葱

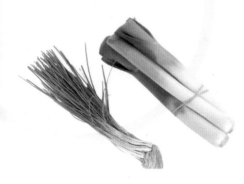

别名	分大葱和小葱两种，小葱也叫香葱
性味归经	性温，味辛，入肺、胃经
每日适用量	10～20克
热量	96278焦耳/100克
适宜人群	一般人均可，特别适合伤风感冒、头痛鼻塞、食欲不振者
不宜人群	表虚多汗者，患有狐臭者
营养成分	蛋白质、糖类、多种维生素、膳食纤维、大蒜素以及磷、铁、镁、硒等矿物质等

选购窍门　大葱以葱白粗长的品质较好。小葱以根白、茎青、叶绿的为好。

保存方法　大葱可将根朝下置于阴凉处。小葱可用保鲜袋装好后放入冰箱保存。

食用宜忌　正月里的葱食疗效果最强，可以帮助身体恢复机能。

烹饪宜忌　大葱可生吃，也可作为烧鱼、烧肉等菜肴时的调料。

养生功效

葱有刺激机体消化液分泌的作用，能够健脾胃，增进食欲。葱中所含的大蒜素具有明显的抵御细菌、病毒的作用。葱可明显减少结肠癌的发生，有抗癌的作用，葱内的蒜辣素也可以抑制癌细胞的生长。葱具有解热祛痰的功效，是因其含有的挥发油等有效成分能刺激身体汗腺和上呼吸道，达到发汗散热和祛痰的作用。

最佳搭档

葱 配

虾：适合高血压、动脉硬化患者

醋：预防流行性感冒

牛肉：有利于消化吸收

兔肉：美容、降脂

治感冒

用料：葱白 20 克，姜 3 片，米粥 1 碗。

做法：将葱白洗净切段，和姜片一起放入米粥中煮 5 分钟，趁热食用。

缓解哮喘症状

用料：大葱 450 克，红糖 1000 克。

做法：将大葱捣碎，同 1000 毫升水放入暖水瓶之中，过 10 小时左右用纱布过滤去渣，加入红糖调和，哮喘发作时服 1 匙。

缓解老年人习惯性便秘

用料：牛奶 250 毫升，葱白 100 克，蜂蜜适量。

做法：将葱白捣烂取汁，牛奶煮开，加葱汁煮沸，稍凉后加入蜂蜜，早晨空腹服用。

葱烧黄花菜

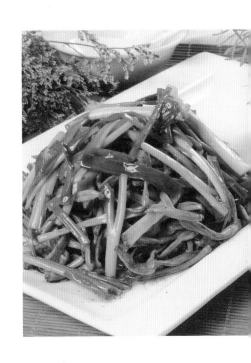

原料：干黄花菜 80 克，香葱 100 克。

调料：植物油、食盐、鸡精各少许。

做法：

1. 干黄花菜洗净，加温水浸泡软，择去顶部硬梗，焯烫一下后沥水备用；

2. 香葱去根，洗净后切段；

3. 锅烧热后放油，下入葱段爆一下，捞出葱段，放入黄花菜翻炒一会儿，淋入适量水，烧至八成熟，再加入葱段，继续烧至黄花菜熟透，加食盐、鸡精调味即成。

茄子

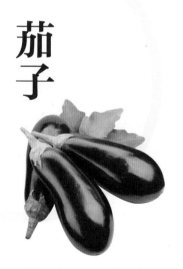

别名	紫瓜、紫茄、落苏
性味归经	性凉，味甘，入胃、肠经
每日适用量	100 克
热量	87906 焦耳 /100 克
适宜人群	一般人都适宜，尤其是老年人
不宜人群	寒性体质的人
营养成分	蛋白质、脂肪、碳水化合物、维生素、矿物质

选购窍门 新鲜有光泽的，带未干枯柄，粗细均匀，无斑、无虫眼的较好。

保存方法 用保鲜膜封好置于冰箱内保存。

食用宜忌 秋后的茄子味偏苦，性寒更甚，体质虚冷之人不宜多食。

烹饪宜忌 1. 茄子的表皮外有一层很薄的蜡质层，具有阻断微生物侵蚀、保护茄子的作用，所以茄子忌洗后存放，以免破坏蜡质层。

2. 茄子切开后容易氧化变色，可在食盐水中浸泡，并应尽快烹饪。

养生功效

茄子在蔬菜中营养素含量中等，但茄子中维生素 E 和维生素 P 的含量较高。茄子富含的维生素 E 能抗衰老，也可提高毛细血管抵抗力，防止出血。茄子中还含有大量的钾，可调节血压及心脏功能，预防心脏病和脑卒中。

最佳搭档

茄子 配

苦瓜：有利于心血管疾病的改善，互相促进营养物质的吸收

猪肉：增强抗病毒能力

牛肉：强壮身体

羊肉、兔肉：预防心血管疾病

清热消肿、止痛

用料：茄子 300 克，食用油、食盐各适量。

做法：将茄子洗净切片，放碟内，加食用油、食盐隔水蒸熟，佐餐食用。

保护心血管

用料：茄子、苦瓜各 200 克，调料适量。

做法：将茄子、苦瓜洗净切片，炒熟后加调料调味。

缓解黄疸型肝炎症状

用料：紫茄子 250 克，大米 80 克。

做法：将大米加水煮开，加入切碎的紫茄子，同煮成粥，服数日。

豆角烧茄子

原料：豇豆 200 克，茄子 300 克。

调料：植物油、食盐、生抽、香醋、蒜片、芝麻油、
干辣椒各适量。

做法：

1. 将茄子洗净切条，豇豆洗净切成长段，放入
   沸水中焯至断生，捞出沥干水分；

2. 锅中放入植物油烧热，放蒜片、干辣椒爆香，
   下入茄子条、豇豆段快速翻炒；

3. 加食盐、生抽、香醋，炒至菜入味并熟软，
   再淋入少许芝麻油即可出锅。

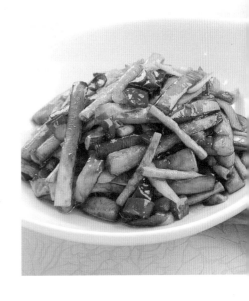

辣椒

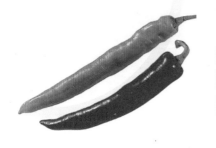

别名	大椒、海椒、辣茄、辣子
性味归经	性温，味辛，入脾、胃经
每日适用量	50 克
热量	887432 焦耳 /100 克（红、干） 96278 焦耳 /100 克（青、鲜）
适宜人群	便秘、食欲不振者
不宜人群	溃疡、食道炎、咳喘、咽喉肿痛、痔疮者
营养成分	维生素 A、维生素 B_{12}、维生素 C、 蛋白质、钙、磷、铁、胡萝卜素、辣椒素等

选购窍门 表皮有光泽，无破损，无皱缩，形态正常的为较佳的辣椒。

保存方法 用保鲜膜装好放入冰箱中保存。

食用宜忌 不宜一次吃得过多，辣味太重的辣椒容易引发疮痔、疥疮等炎症。

烹饪宜忌 1. 辣椒宜鲜食，最好现买现吃，不提倡储藏。

2. 辣椒的生长状态使得喷洒的农药会聚积在凹陷的果蒂处，故应先去蒂再清洗。

养生功效

辣椒的果皮及胎座组织含有辣椒素及维生素 A、维生素 C 等多种营养物质，能增强人的体力，缓解疲劳。其特有的味道和所含的辣椒素有促进血液循环，刺激唾液和胃液分泌的作用，能增进食欲，帮助消化，促进肠蠕动，防治便秘。它还可防治坏血病，对牙龈出血、血管脆弱有辅助治疗作用。中医认为辣椒有温中下气、散寒除湿的作用。

最佳搭档

辣椒 配

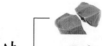 肉类：增强机体免疫力

鳝鱼、虾：增加降糖效果，增强免疫力

 圆白菜、醋、苦瓜等：促进营养吸收

使头发乌亮

用料：辣椒 50 克。

做法：辣椒洗净，去蒂、籽，搅打成汁，加少许凉开水饮用，可使头发乌亮，指甲有光泽。

治牙龈出血

用料：柿子椒适量，食盐、白糖、香油各少许。

做法：柿子椒去蒂、籽后加食盐、白糖、香油凉拌生食。

降脂减肥

用料：辣椒、生菜、黄瓜各适量，醋、食盐、白糖、香油各少许。

做法：将辣椒、生菜、黄瓜洗净切小，加醋、食盐、白糖、香油调味。

虎皮辣子烧茄子

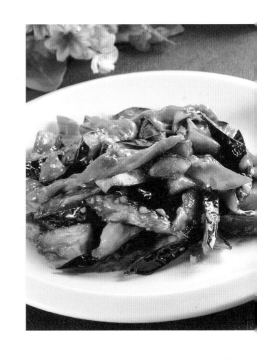

原料：青椒 200 克，茄子 300 克。

调料：植物油、食盐、酱油、醋、蒜末、水淀粉、鸡精各适量。

做法：

1. 茄子洗净，切滚刀块，入水淀粉中滚一下，再放入油锅中炸至焦黄，盛出沥油；

2. 青椒去蒂、籽洗净，切成条；

3. 锅中放油烧热，将青椒条煸炒至起虎皮，倒入茄子块、蒜末一同炒匀，加酱油、醋、食盐、鸡精炒入味即成。

番茄

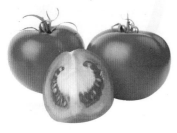

别名	西红柿、洋柿子
性味归经	性微寒，味甘、酸，入肝、胃、脾经
每日适用量	约200克
热量	79534焦耳/100克
适宜人群	发热、口渴、食欲不振者，高血压患者
不宜人群	菌痢及溃疡病者以及胃酸过多者
营养成分	钙、磷、铁、胡萝卜素、B族维生素、维生素C、番茄红素、苹果酸、柠檬酸和糖类

选购窍门　辨别催熟的和自然成熟的番茄：催熟的番茄通体全红，手感很硬，外观呈多面体，里面的籽呈绿色或未长籽，瓤内无汁。自然成熟的番茄周围有些绿色，捏起来很软，外观圆滑，籽粒是土黄色，肉质红色，沙瓤，多汁。

食用宜忌　青色的未成熟番茄不宜食，空腹时不宜吃番茄。

烹饪宜忌　番茄不可久煮，烧煮时稍加些醋，熟制的番茄营养更丰富，有益于心脏健康并能提高抗癌效果。在番茄底部划个"十"字，放入沸水中烫5秒钟，立即浸入冷水中，可轻易撕去皮。

养生功效

番茄能生津止渴、健胃消食，且肉汁多，对肾炎病人和动脉硬化患者都有较好的食疗作用。番茄还富含番茄红素，具有抗氧化功能，常吃能使皮肤细滑白皙，可延缓衰老。国内外的专家经研究认为，番茄除了对前列腺癌有预防作用外，还能降低胰腺癌、直肠癌、口腔癌、乳腺癌等症的发病概率。

最佳搭档

番茄 配

 豆腐：温补脾胃、生津益气

鸡蛋：健美、抗衰老

 花椰菜：预防心血管疾病

治痤疮

用料：鲜藕片 300 克，番茄汁 50 毫升，食用油、食盐各适量。

做法：藕片用食用油煸炒至断生，加食盐调味，淋入番茄汁炒匀即可食用。

治慢性肾炎

用料：番茄块 250 克，牛肉块 300 克，酱油 20 毫升，料酒、白糖、食盐各少许。

做法：牛肉块煸炒几下，烹入料酒、酱油，加入水，炖煮至八成熟时放入番茄块，继续煮至牛肉熟烂，加剩余调料调味后常食。

治夏季感冒

用料：西瓜 1/4 个，番茄 2 个。

做法：西瓜与番茄一同榨汁，代茶饮用，能改善发热、口渴、烦躁等症状。

番茄冬瓜炖排骨

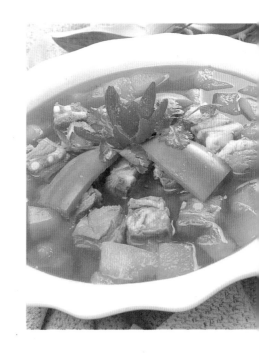

原料：冬瓜 250 克，猪肋排 350 克，番茄 250 克。

调料：食盐、醋各少许。

做法：

1. 猪肋排洗净剁成段，入沸水中焯烫至七成熟；

2. 冬瓜去皮切块，番茄洗净后也切块；

3. 锅中加适量水烧开，放入冬瓜块、排骨段、番茄块，一同炖煮至熟后加少许醋、食盐调味即成。

西葫芦

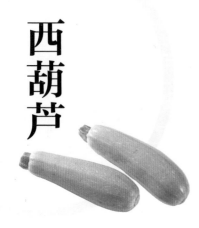

别名	荽瓜、笋瓜、角瓜
性味归经	味甘，性平，归脾、胃经
每日适用量	100 克
热量	75348 焦耳 /100 克
适宜人群	一般人群均可食用
营养成分	蛋白质、碳水化合物、维生素 A、B 族维生素、维生素 C、维生素 E、胡萝卜素、镁、铁、磷、钾等

选购窍门　要选表皮无破损、虫蛀和果实饱满、光亮、坚实、挺阔的新鲜西葫芦。色泽晦暗、有凹陷或失水蔫巴的则为老化的西葫芦。瓜的大小、老嫩对品质影响很大，偏小而嫩的瓜风味好。

保存方法　西葫芦存放时间过长会影响口感，建议置于阴凉通风处保存，切忌沾水。

食用宜忌　西葫芦不宜生吃，脾胃虚寒的人应少吃。

烹饪宜忌　西葫芦烹调时不宜煮得太烂，烹饪西葫芦时淋几滴醋口感更好。

养生功效

西葫芦富含水分，可润泽肌肤、减肥，还含有一种干扰素的诱生剂，可刺激机体产生干扰素，提高免疫力，保护肝脏，并使机体发挥抗病毒和抗肿瘤的作用。中医认为西葫芦具有清热利尿、除烦止渴、润肺止咳、消肿散结的功能，可辅助食疗水肿腹胀、烦渴、疮毒等症。

最佳搭档

西葫芦 配

豆腐：减肥美容

虾：提高免疫力

肉类：强健机体

治慢性支气管炎

用料：西葫芦1个，等量麦芽糖，姜汁适量。

做法：将笋瓜切碎，加入麦芽糖，略加水，倒入瓦罐中，煮至极烂，去渣，将汁再煮至浓稠，加姜汁，每次服1匙，1日2~3次，开水冲服。

降糖

用料：西葫芦丝300克，姜蒜汁、香油、食盐、凉拌醋各适量。

做法：西葫芦丝焯熟，加姜蒜汁、香油、食盐、凉拌醋拌匀，佐餐食用。

西葫芦炒牛柳

原料：西葫芦条250克，牛里脊肉250克，红椒1个。

调料：植物油、食盐、料酒、豉油、蚝油、姜丝、葱段、鸡精各适量。

做法：

1. 将牛里脊肉洗净切大片，加入料酒、蚝油腌渍一会儿，红椒切片；

2. 锅中放油烧热，下入牛肉滑油，再捞出沥油；

3. 锅留少许油，下入姜丝、葱段爆香，再放入西葫芦条翻炒，加入牛肉片、红椒片，一同炒至熟后加食盐、豉油、鸡精调味即可。

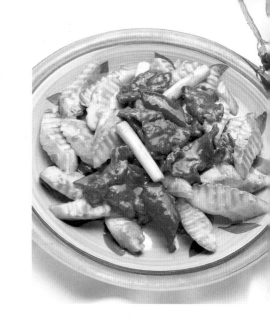

菜花

别名	花菜、花椰菜
性味归经	性平，味甘，入肾、脾、胃经
每日适用量	100 克
热量	100464 焦耳 /100 克
适宜人群	儿童、中老年人及脾胃虚弱、消化功能不强者
不宜人群	无
营养成分	蛋白质、脂肪、碳水化合物、维生素 A、B 族维生素、维生素 E、维生素 K 及钙、磷、铁等矿物质

选购窍门 花球大、紧实，花茎脆嫩的为佳。

保存方法 用保鲜膜封好置于冰箱内保存。

食用宜忌 菜花最好现买现吃，即使保存适宜，也不要存放 3 天以上。

烹饪宜忌 菜花的残留农药较多，还易生虫，烹饪前宜花面朝下放在食盐水中浸泡几分钟，以去除农药和菜虫。将菜花梗切成圆片或条一起烹调会使其快熟。

养生功效

菜花有爽喉、润肺、止咳的功效，还能增强肝脏解毒能力，预防感冒和坏血病的发生。常吃菜花能提高机体的免疫力，菜花还含丰富的维生素 K，其他食物较少含有维生素 K。菜花还是含有类黄酮最多的食物之一，类黄酮可以预防感染，能够阻止胆固醇氧化，减少心脏病与脑卒中的患病危险。

最佳搭档

菜花 配

菌菇类：降血脂、增强体质

猪肉：强身壮体，提高机体免疫力

番茄、鸡蛋：健胃消食，预防疾病

玉米：健脾益胃，补虚，润肤，延缓衰老

治大小便不通畅

用料：菜花 200 克。

做法：将菜花洗净切成小片加水煎汤，频频饮服。

治外感咳嗽

用料：菜花、蜂蜜各适量。

做法：将菜花捣烂绞汁，加入适量蜂蜜搅匀服用。

缓解腰膝酸软

用料：菜花 250 克，猪腰 1 副，调料适量。

做法：将菜花与猪腰同炒熟，加调料后食用。

有机菜花炝海鲜

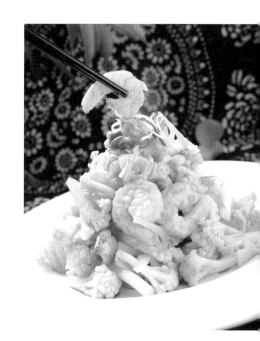

原料：有机菜花 350 克，鲜虾仁、蛤蜊各适量。

调料：植物油、食盐、料酒、生抽、姜丝、蒜片、葱丝各少许。

做法：

1. 鲜虾仁去虾线洗净，蛤蜊煮开壳后取出肉，与虾仁一起装入碗中，加料酒腌渍一下；

2. 有机菜花洗净，切成小朵，焯烫至断生；

3. 锅烧热后放油，下入姜丝、蒜片、葱丝爆香，下入虾仁、蛤蜊爆炒一下，倒入菜花，一同翻炒熟，淋入生抽炒匀，再加食盐调味即可。

西蓝花

别名	绿花菜、绿菜花、青花菜、绿花椰
性味归经	性平，味甘，入肾、脾、胃经
每日适用量	100 克
热量	138138 焦耳 /100 克
适宜人群	一般人均可食用，尤其是消化不良、食欲不振者，癌症患者，肥胖者及儿童
不宜人群	尿路结石者，红斑狼疮患者
营养成分	膳食纤维、胡萝卜素、粗蛋白、类黄酮，还含有多种维生素和钠、钾、钙等多种矿物质

选购窍门　以颜色翠绿、花芽尚未开放、手感较重的为好。

保存方法　放入冰箱保存，但最好现买现吃，不要存放 3 天以上。

食用宜忌　有些人的皮肤一旦受到小小的碰撞和伤害就会变得青一块紫一块的，这是因为体内缺乏维生素 K 的缘故。补充维生素 K 的最佳途径就是多吃西蓝花。

烹饪宜忌　西蓝花烹调时间不宜过长，待快熟时加食盐，以免营养流失过多。

养生功效

西蓝花属菜花的一种，颜色为绿色，它与白色菜花的营养成分及功效基本相同。西蓝花最显著的特点就是具有防癌抗癌的功效，它还是含有类黄酮最多的食物之一，类黄酮除了可以防止感染，还是最好的血管清理剂，能够阻止胆固醇氧化，防止血小板凝结成块，因而可减少心脏病与中风发生的危险。西蓝花中还含有丰富的膳食纤维以及含硫化合物，能有效预防动脉硬化等高血脂并发症。

最佳搭档

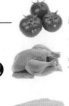

西蓝花 配

番茄：增加维生素含量，预防心血管疾病

鸡肉：提供丰富的维生素和蛋白质，提高机体免疫力

玉米、菌菇、糙米：降压降脂，增强免疫力

降糖降压减肥

用料：西蓝花 250 克，食盐、香油各少许。

做法：将西蓝花切小朵，焯熟或蒸熟，加少许食盐、香油拌匀后食用。

清热解渴、利尿通便

用料：西蓝花 300 克。

做法：将西蓝花洗净切小朵，加水煎汤，频频饮服。

西蓝花炒木耳

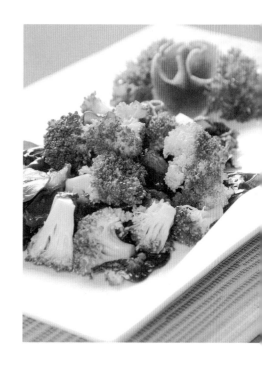

原料：西蓝花 250 克，干木耳 25 克。

调料：植物油、食盐、鸡精、淀粉各少许。

做法：

1. 干木耳加水泡软，去根洗净，撕成小片；

2. 西蓝花洗净切成小朵，稍微焯烫一下后捞出沥干水分；

3. 将植物油倒入锅中烧热，下入西蓝花、木耳片快速翻炒熟，加食盐、鸡精调味后用水淀粉勾少许薄芡即成。

鲜玉米

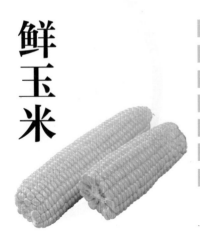

别名	玉蜀黍、苞谷、苞米、棒子
性味归经	性平，味甘，归脾、胃经
每日适用量	100 克
热量	443716 焦耳 /100 克
适宜人群	心血管疾病、便秘患者，儿童，老人
不宜人群	腹胀、皮肤病、尿失禁患者
营养成分	蛋白质、脂肪、膳食纤维、胡萝卜素、多种维生素及铁、镁、硒、锌等

选购窍门　选购新鲜玉米，以外叶颜色青翠、软硬适中、气味清新、无病虫害、颗粒整齐饱满无损伤的为好。

保存方法　鲜玉米可留少许皮和须，装入保鲜袋后放入冰箱。

食用宜忌　1.不要食用发霉的玉米，玉米发霉后会产生强致癌物黄曲霉素。

2.玉米蛋白质中缺乏色氨酸，应搭配其他豆类食品食用。

烹饪宜忌　玉米须有利尿降压、止血止泻的作用，煲汤时可使用少许玉米须。

养生功效

鲜玉米具有降低血液黏稠度，降低血清总胆固醇和降血糖的作用，并可延缓人体衰老、预防脑功能退化、增强记忆力。鲜玉米中含有抗癌物质，能抑制癌细胞生长和肿瘤组织的发展。此外，常食鲜玉米可促进肠胃蠕动，加速有毒物质的排出。中医认为鲜玉米有开胃益智、宁心活血、调整中气等功效。

最佳搭档

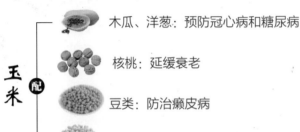

玉米 配

　木瓜、洋葱：预防冠心病和糖尿病

　核桃：延缓衰老

　豆类：防治癞皮病

　松仁：治疗脾肺气虚、干咳

预防心血管疾病

用料：香菇、鲜玉米段、菠菜、金针菇各适量，香油、食盐、姜丝各少许。

做法：将香菇洗净切块，和鲜玉米段一起加水煮15分钟，放入金针菇、菠菜煮2分钟，再加香油、食盐、姜丝煮沸即可。

养颜瘦身

用料：鲜玉米粒150克，燕麦片35克。

做法：鲜玉米粒洗净剁成蓉，燕麦片加水煮至熟软，下入玉米蓉继续煮3分钟，常食。

玉米嫩兔

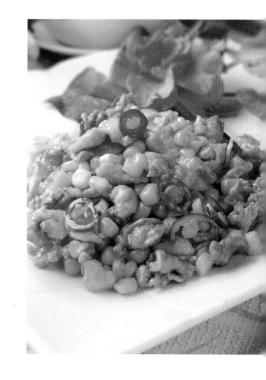

原料：兔胸肉300克，鲜玉米粒200克，青椒、红椒各少许。

调料：植物油、食盐、料酒、姜蒜汁、酱油、鸡精各适量。

做法：

1. 兔胸肉洗净切片，加料酒、酱油拌匀腌渍20分钟；

2. 鲜玉米粒洗净，青椒、红椒洗净切片备用；

3. 锅上火烧热，倒入油，先下入兔肉翻炒2分钟，淋入姜蒜汁，再倒入鲜玉米粒和青椒片、红椒片一同炒熟，加食盐、鸡精调味即成。

南瓜

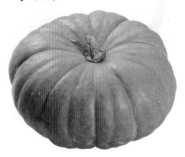

别名	金瓜、窝瓜、番瓜、倭瓜
性味归经	性温，味甘，入脾、胃经
每日适用量	约 150 克
热量	92092 焦耳 /100 克
适宜人群	"三高"人群、男性、肥胖者、中老年人
不宜人群	黄疸患者，胃热炽盛、气滞湿阻者
营养成分	淀粉、胡萝卜素、维生素、组氨酸、可溶性纤维、叶黄素以及磷、钾、钙、镁、锌、钴等微量元素

选购窍门　要选择个体结实、表皮无破损、无虫蛀的南瓜。

保存方法　整个南瓜应置于阴凉通风处。南瓜一般从心部开始变质，所以切开的南瓜最好将内部掏空后用保鲜膜包好再放入冰箱存放。

食用宜忌　如果南瓜表皮出现溃烂或切开后散发出酒精味，则一定不要再食用。

烹饪宜忌　南瓜宜煮食，不宜炒食。

养生功效

南瓜中维生素 A 的含量几乎为瓜菜之首，还含有人体必需的 8 种氨基酸，食用后有补血作用。南瓜还有降血糖的作用，是治疗糖尿病、高血压、动脉粥样硬化的食疗良药。南瓜含有丰富的果胶，能吸附并清除体内有害物质，还可预防前列腺增生、减肥。南瓜因为具有这众多的疗效而被誉为"特效保健蔬菜"。

最佳搭档

南瓜 配

 绿豆：清热解毒、止渴生津

枣：补中益气、收敛肺气

 百合：益气养颜

 猪肉：有效预防糖尿病

食疗方

治支气管哮喘

用料：南瓜 500 克，枣 10 枚，黄糖适量。

做法：将南瓜洗净切块，与枣一同放入锅中加水煮汤，最后加黄糖煮溶即可，每日 2 次。

糖尿病

用料：南瓜 250 克，食盐少许。

做法：将南瓜洗净切成厚片，入锅中煮成汤，加少许食盐调味，早晚食用，连续吃 1 个月。

糟香南瓜

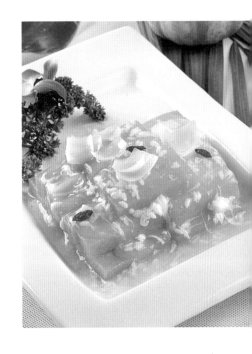

原料：南瓜 450 克，醪糟适量，鲜百合、枸杞子各少许。

调料：白糖少许。

做法：

1. 鲜百合、枸杞子均洗净备用；

2. 南瓜去皮、子洗净，切稍厚一点的宽条，摆入盘中，撒上枸杞子蒸至南瓜熟软；

3. 锅中放少许水烧开，倒入醪糟煮开，再加入百合煮熟，放入白糖后关火；

4. 将煮好的醪糟淋在南瓜上即可。

黄瓜

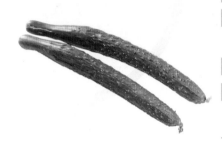

别名	青瓜、刺瓜
性味归经	性凉，味甘，入肺、胃、大肠经
每日适用量	100 克
热量	62790 焦耳 /100 克
适宜人群	一般人均可，更适合糖尿病、高血压、高血脂、动脉硬化患者，肥胖者
不宜人群	肠胃病、慢性支气管炎、肝病患者
营养成分	蛋白质、糖类、丙醇、葫芦素、食物纤维、矿物质和多种维生素

选购窍门 以鲜嫩硬实，外表的刺粒未脱落，手摸时有刺痛感，色泽翠绿的为好。

保存方法 将黄瓜表面的水分吸干，用保鲜膜封好置于冰箱中。

食用宜忌 如果要生吃黄瓜，则一定要将黄瓜洗净，以免引起肠道疾病。

烹饪宜忌 1. 黄瓜不宜炒制过久，以免影响其脆爽的口感。

2．黄瓜把儿中含有抗癌作用的营养物质，不要将之切掉丢弃。

养生功效

黄瓜的主要成分为葫芦素，具有抗肿瘤、降糖的作用。黄瓜含水量很高，是美容的瓜菜，其还含有维生素 B_1 和维生素 B_2，可防止口角炎、唇炎，还可润滑肌肤，保持苗条身材。鲜黄瓜中含有纤维素，既能加速肠道腐坏物质的排出，又有降低血液中胆固醇的功能。

最佳搭档

黄瓜 配

黑木耳：减肥、滋补养颜

豆腐：可消水肿，防治高血压

猪肉、豆浆：滋阴润燥

蒜、醋：清热健胃，减肥

清热生津

用料：黄瓜 250 克，豆腐 400 克。

做法：将黄瓜、豆腐洗净切片，加水煮汤，每日饮 1 大杯，日服 2 次。对小儿夏季发热不退、口渴饮水多、尿多有食疗功效。

排毒降脂

用料：黄瓜 200 克，木耳适量，食盐、香油、醋各少许。

做法：木耳泡发后洗净焯熟，黄瓜洗净切片，将二者加食盐、香油、醋拌匀后食用。

小偏方

祛皱：经常食用黄瓜或将之贴在皮肤上，可有效对抗皮肤老化，减少皱纹的产生。

酱炒黄瓜鸡丁

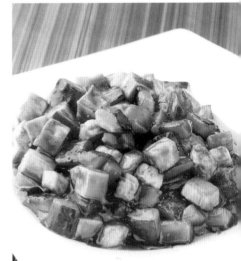

原料：黄瓜丁 350 克，鸡胸肉 200 克。

调料：植物油、食盐、姜汁、蒜末、甜面酱、白糖、
　　　蚝油、鸡精各适量。

做法：

1. 鸡胸肉洗净切方丁，淋入姜汁腌渍一会儿，再入烧热的油锅中翻炒至表面微黄，盛出；

2. 锅中再放少许油烧热，爆香蒜末，加甜面酱、白糖翻炒匀，淋少许水，至甜面酱黏稠，再倒入黄瓜丁、鸡丁快速翻炒至鸡肉熟，加蚝油炒匀，再加食盐、鸡精调味即成。

冬瓜

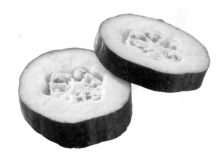

别名	白瓜、枕瓜、毛瓜
性味归经	性微寒，味甘淡，入肺、大肠、小肠、膀胱经
每日适用量	约 100 克
热量	46046 焦耳 /100 克
适宜人群	水肿、肥胖、肝硬化、腹水、脚气、糖尿病、高血压、冠心病、癌症患者尤为适用
不宜人群	久病的人与阴虚火旺、脾胃虚寒、易泄泻者应少食
营养成分	蛋白质、糖类、膳食纤维、多种维生素

选购窍门 以外皮有硬度，里面的肉质密且肥厚，切面洁白没有腐黄的为佳。

保存方法 冬瓜置阴凉通风处可保存较长时间，如果已切开，则应尽快食用完。

食用宜忌 服滋补药品时忌食冬瓜。

烹饪宜忌 冬瓜连皮一起煮汤，解热利尿的效果更明显。

养生功效

冬瓜有良好的清热解暑功效，夏季多吃些冬瓜，不但解暑、利尿，还可使人免生疔疮。因其利尿，且含钠极少，所以是消肿佳品。它含有多种维生素和人体所必需的微量元素，可调节人体的代谢平衡。冬瓜能促使体内淀粉、糖转化为热能，而不变成脂肪，因此冬瓜是肥胖者的理想蔬菜，久食还可保持皮肤润泽光滑。

最佳搭档

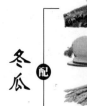

冬瓜 配

海带：降血压、降血脂

火腿：增强机体免疫力

芦笋：适合高血脂患者

平菇：可消除孕期水肿

止咳嗽

用料：冬瓜皮 15 克，蜂蜜少许。

做法：将冬瓜皮用水浸泡开，再加水煎煮取汁，稍凉后加蜂蜜调匀饮用。

治糖尿病

用料：冬瓜干 50 克，麦门冬 20 克，黄连 3 克。

做法：将冬瓜干、麦门冬、黄连加水煎煮后服用，一日 2 次。

利水消肿

用料：冬瓜 400 克，鲤鱼 1 条（约 500 克）。

做法：将鱼去鳞、鳃、内脏洗净，与冬瓜块（连皮）一起炖熟。对肾病综合征和泌尿道感染等有一定食疗功效。

大碗冬瓜

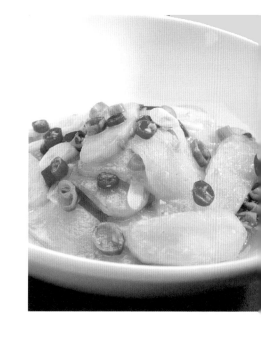

原料：冬瓜 450 克，青尖椒、红尖椒各 25 克。

调料：植物油、食盐、生抽、鸡精、蒜片各少许。

做法：

1. 冬瓜去皮、子洗净，切均匀的片；

2. 青尖椒、红尖椒洗净切圈；

3. 锅上火，烧热油后下入青尖椒圈、红尖椒圈爆出辣味，加入冬瓜片翻炒至软，淋入少许水，焖煮至熟软后加入蒜片，淋生抽，再加食盐、鸡精调味即成。

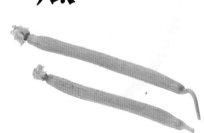

丝瓜

别名	菜瓜、吊瓜、布瓜
性味归经	性凉，味甘，入肺、肝、胃经
每日适用量	约60克
热量	83720焦耳/100克
适宜人群	月经不调者、身体疲乏者、女性
不宜人群	体虚内寒、便溏腹泻者
营养成分	B族维生素、维生素C、葫芦素、脂肪、蛋白质

选购窍门　要选择瓜形完整，无破损、无虫蛀的新鲜丝瓜。用手轻捏丝瓜，瓜身和瓜把儿都较硬实的为新鲜丝瓜。

保存方法　在阴凉通风处可保存5天左右。

食用宜忌　丝瓜做汤食用营养流失较少。

烹饪宜忌　1. 丝瓜汁水丰富，宜现切现做，以免营养成分随汁水流失。

2. 烹饪丝瓜应少油，可勾薄芡，能保留香嫩爽滑的口感。

养生功效

中医认为丝瓜有清暑凉血、解毒通便、祛风化痰、润肤美容、通经络、行血脉等功效。现代医学研究发现，丝瓜中含防止皮肤老化的维生素 B_1 和使皮肤增白的维生素 C 等成分，能消除斑块，使皮肤洁白、细嫩，可以说，丝瓜是不可多得的美容食物，有"美人水"之称。多吃丝瓜还对调理月经有帮助。

最佳搭档

丝瓜 配

　毛豆：降低胆固醇、增强免疫力、改善微循环

　猪肉：清热利肠

　猪蹄、香菇：养血通乳、滋润皮肤

　鸡蛋：清热解毒、润燥通乳

治久咳

用料：鲜丝瓜液汁 60 毫升，蜂蜜适量。

做法：取新鲜丝瓜的汁液加入蜂蜜调匀，每日 2 次口服。

腮腺炎

用料：老丝瓜 1 条。

做法：将老丝瓜切碎，入锅中炒至微黄，再研磨成细末，每次取 10 克粉末用开水冲服。

治月经量少

用料：丝瓜 350 克，乌鸡肉 300 克，鸡内金 15 克。

做法：将乌鸡肉、鸡内金煮半小时，加入丝瓜块继续煮至熟，调味后食用。

蒜蓉粉丝蒸丝瓜

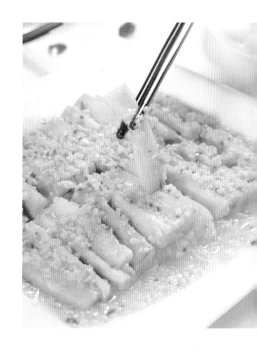

原料：丝瓜 450 克，大蒜 60 克，粉丝 20 克。

调料：橄榄油、食盐、生抽、红椒末各少许。

做法：

1. 粉丝泡软后切长段，摆入盘中，丝瓜洗净去皮，切成条，摆在粉丝上；

2. 大蒜去膜洗净，剁成蓉，加入红椒末、食盐、生抽、橄榄油拌匀，淋在丝瓜上；

3. 蒸锅上火，大火将丝瓜蒸至熟软即可。

苦瓜

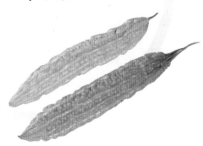

别名	凉瓜、癞瓜
性味归经	性寒，味苦，入心、肺、脾经
每日适用量	100 克
热量	79534 焦耳 /100 克
适宜人群	一般人都可食用，更适合糖尿病患者
不宜人群	脾胃虚寒者、孕妇
营养成分	蛋白质、脂肪、淀粉、维生素 C、膳食纤维、胡萝卜素和钙、磷、铁等多种矿物质

选购窍门 以颜色青翠、新鲜有光泽的为佳。

保存方法 不宜冷藏，置阴凉通风处可保存 3 天左右。

食用宜忌 苦瓜忌一次食用过多，因为苦瓜性寒且草酸含量较高，过量食用易伤食，也影响钙的吸收。

烹饪宜忌 1. 苦瓜质地较嫩，不宜炒制过久，适宜煸炒、凉拌等烹饪方法。

2. 将切好的苦瓜入沸水中焯一下，或用食盐腌一下，都可去除少许苦味。

养生功效

苦瓜被称为"植物胰岛素"，有降低血糖、抗肿瘤、抗病毒、提高免疫力和加速伤口愈合的功效。中医认为苦瓜药用价值很高，可消暑清热、除烦明目、开胃健脾、解毒。

最佳搭档

苦瓜配

辣椒：美容、养颜

小米、番茄：消暑解热、降血糖

茄子：增加营养

猪肉：清热祛暑、清心明目

缓解中暑

用料：苦瓜 250 克，肉片 200 克，食盐适量。

做法：将苦瓜去瓤切片，与肉片一同煮成汤，加食盐调味即成。

缓解慢性肾炎症状

用料：苦瓜、芹菜各 200 克，白糖适量，麻油、食盐各少许。

做法：将芹菜切段，苦瓜去瓤切片，均入沸水中焯过后加调料拌匀调味即可食用。

降糖

用料：苦瓜 350 克，绿茶 2 克。

做法：将苦瓜剖开去籽切片后晒干，再放入锅中煮开 5 分钟，放入绿茶，煎取汁饮用，每日一剂。

苦瓜干贝炖排骨

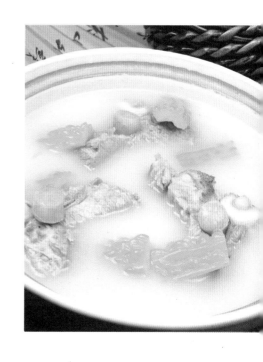

原料：排骨 450 克，苦瓜 300 克，干贝 35 克。

调料：食盐、料酒各适量。

做法：

1. 干贝用温水浸泡 1 小时，倒入碗中，加料酒后上锅蒸 20 分钟，取出备用；

2. 排骨剁成块，焯烫几分钟后取出再放入砂锅中，炖煮 30 分钟，倒入干贝及汁水，继续炖 20 分钟；

3. 苦瓜剖开去籽洗净，切大块，放入排骨中继续炖熟后加食盐调味即成。

豌豆

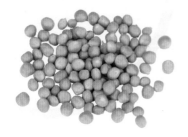

别名	青豆、寒豆、菜豌豆、麦豌豆
性味归经	性平，味甘，入脾、胃、大肠经
每日适用量	约 50 克
热量	439530 焦耳 /100 克
适宜人群	心血管疾病患者、中气不足者、女性
不宜人群	脾胃虚弱者、慢性胰腺炎患者
营养成分	蛋白质、脂肪、膳食纤维、胡萝卜素、维生素和矿物质等

选购窍门 应选择豆粒圆润、颜色鲜绿的新鲜豌豆。

保存方法 可放入冰箱保存。

食用宜忌 豌豆多食易发腹胀，豌豆加工成粉丝时往往会加入明矾，大量食用会使体内的铝增加，影响健康，因此食用豌豆或豌豆粉丝均不宜过量。

烹饪宜忌 新鲜豌豆可作为蔬菜炒吃或做汤，成熟的干豌豆可煮粥。

养生功效

《本草纲目》里记载，豌豆有"祛除面部黑斑，令面部有光泽"的功效。豌豆中富含人体所需的各种营养物质，尤其是含有优质蛋白质，可以提高机体的抗病能力和康复能力。豌豆中富含的胡萝卜素可防止人体致癌物质的合成，从而减少癌细胞的形成，降低癌症的发病率。豌豆中富含的粗纤维能促进大肠蠕动，保持大便通畅，起到清洁大肠的作用。

最佳搭档

豌豆 配

 蘑菇：改善食欲、消除油腻

大米：互补，提升营养，还可治产后乳少

 肉、蛋、鱼：取长补短，增加营养

玉米：防治便秘

食疗方

增加哺乳期的奶量

用料：豌豆 250 克，红糖适量。

做法：将豌豆加水烧开，小火炖至熟烂，下红糖煮溶，分次食豆喝汤。

治脾胃不和，吐泻转筋

用料：豌豆 120 克，陈皮 10 克，芫荽 60 克。

做法：将以上用料加水煎汤，分 2 ~ 3 次温服。

缓解便秘

用料：鲜豌豆 200 克，炒熟的核桃仁 150 克。

做法：将鲜豌豆洗净煮烂，捣成泥，与核桃仁、200 毫升水一同煮沸，每次吃 50 克，温服，一日 2 次。

火腿小豌豆

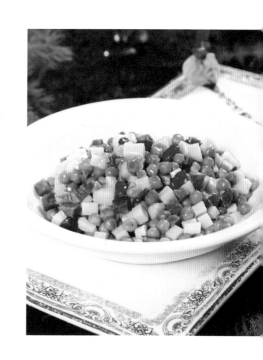

原料：豌豆、山药各 200 克，火腿 150 克，枸杞子少许。

调料：植物油、食盐、料酒、胡椒粉、生抽各适量。

做法：

1. 山药去皮切小丁，火腿切同样大小的丁；

2. 豌豆洗净，枸杞子泡 10 分钟备用；

3. 锅烧热后放油，下入火腿炒出香味，淋料酒翻炒一下，再倒入山药、豌豆、枸杞子翻炒 2 分钟，加少许水，烧至山药、豌豆熟软，加食盐、胡椒粉、生抽，炒入味即可出锅。

四季豆

别名	菜豆、架豆、眉豆
性味归经	性平，味甘、淡，归脾、胃经
每日适用量	约 80 克
热量	133952 焦耳 /100 克
适宜人群	女性白带异常、皮肤瘙痒、急性肠炎者
不宜人群	腹胀者
营养成分	维生素 C、蛋白质、脂肪、胡萝卜素及钙、磷、铁、钾等

选购窍门 以豆荚呈翠绿色、鲜嫩硬实、饱满有弹性、无虫蛀的为佳。

保存方法 用保鲜膜或是用纸包好后放入冰箱，保存时间更长一些。

食用宜忌 夏天多吃一些四季豆，有消暑、清口的作用。

烹饪宜忌 应将豆筋摘除，否则影响口感，又不易消化。鲜四季豆若未煮熟食用，则会发生中毒反应。所以，要用水煮或用热油煸炒，至熟透后才可食用。

养生功效

四季豆是较常见的蔬菜之一，经常食用能健脾胃，增进食欲。中医认为，四季豆有调和脏腑、健脾益气、消暑化湿和利水消肿的功效，适用于脾虚兼湿、食少便溏、暑湿伤中、妇女带下过多等症。

最佳搭档

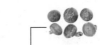

四季豆 配
- 香菇：防癌、抗衰老
- 花椒：强化钙的吸收，促进骨髓生长
- 豆豉：提高免疫力
- 猪肉、排骨：健脾胃

润肤减皱

用料：四季豆、猪皮、调料各适量。

做法：将用料炖煮熟烂，调味后食用。

健脾利水

用料：枣 40 克，四季豆 100 克，大蒜 25 克，茯苓 20 克。

做法：将以上用料加水煎服，每日 1 剂。

腰果虾干四季豆

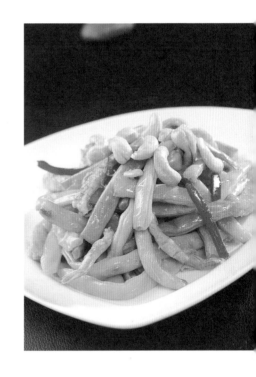

原料：四季豆 350 克，腰果 80 克，虾干 60 克，
红椒丝少许。

调料：植物油、食盐、料酒、生抽各少许。

做法：

1. 四季豆洗净去筋，切段，先焯烫几分钟，捞出沥干水分；

2. 虾干洗净浸泡半小时备用；

3. 锅上火烧热后放油，下入四季豆煸炒 2 分钟，加入虾干，翻炒匀后淋入料酒继续翻炒，加腰果、红椒丝一同炒至四季豆熟透，加食盐、生抽炒入味即可。

扁豆

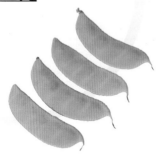

别名	藤豆、眉豆、蛾眉豆、鹊豆
性味归经	性微温，味甘，入脾、胃经
每日适用量	100 克
热量	154882 焦耳 /100 克
适宜人群	一般人群均可食用
不宜人群	腹胀者、尿路结石者
营养成分	维生素 C、B 族维生素、烟酸、植物蛋白、膳食纤维、磷脂、糖类以及磷、铁、锌、钙等矿物质

选购窍门 扁豆品种较多，多以嫩荚供食用，要选择颜色光亮、完整、新鲜的。

保存方法 扁豆用水稍焯后，用保鲜膜封好，放入冰箱中冷冻，可保存较长时间。

食用宜忌 扁豆忌生食，半生不熟吃也易引起头昏、恶心、呕吐等中毒症状，因此要食用熟透了的扁豆。

烹饪宜忌 扁豆易受病虫害和微生物的侵袭，因此一定要清洗干净。烹调前要先去掉扁豆尖及两边的荚丝。扁豆含有毒扁豆碱，在高温下才能破坏其毒性，所以烹饪时要多煮一段时间，彻底熟透才可以。

养生功效

扁豆含有的有效营养成分能刺激骨骼造血组织，减少细胞的破坏，提高细胞免疫功能。扁豆还含有抑制病毒的成分，扁豆中的植物血细胞凝集素能使癌细胞发生凝集反应，促进淋巴细胞的转化，增强对肿瘤的免疫能力，抑制肿瘤的生长，起到防癌抗癌的作用。扁豆还有降低血糖、清除血清中的胆固醇，抑制血管收缩、降低血压的功效。扁豆含多种蛋白质，经常食用能健脾胃、增进食欲。

最佳搭档

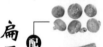

扁豆 配
香菇：促进消化

山药：补脾益肾

补血、造血

原料：扁豆 250 克，泡发好的黑木耳 100 克，猪肉 100 克，调料适量。

做法：将扁豆炒熟，再与猪肉、黑木耳一同炒熟，加调料调味食用。

降糖

原料：扁豆 300 克，香油、蒜蓉、醋各适量。

做法：将扁豆去筋，洗净后焯熟透，加香油、蒜蓉、醋拌匀后食用。

小偏方

解毒生肌：用扁豆粉干搽患处，能治痘毒引起的糜烂。

钵子扁豆丝

原料：扁豆 450 克，大蒜 40 克，红椒少许。

调料：植物油、食盐、生抽、醋、鸡精各少许。

做法：

1. 扁豆洗净去筋，切成丝；
2. 大蒜去皮洗净切小块，红椒切片备用；
3. 炒锅烧热后放油，下入扁豆丝煸炒 2~3 分钟，加入大蒜、红椒，翻炒匀加生抽、醋，再淋入少许水，转入钵子中小火烧至扁豆丝熟透后加食盐、鸡精调味即成。

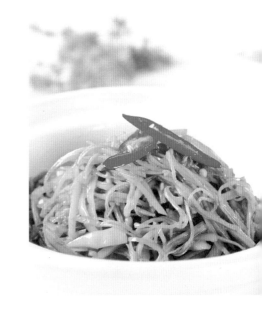

豇豆

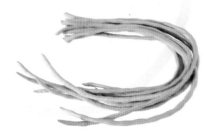

别名	长豆角、长豇豆、角豆、饭豆
性味归经	性平，味甘，入脾、胃、肠经
每日适用量	约 100 克
热量	121394 焦耳 /100 克
适宜人群	消化不良、肾虚、脾胃虚弱之人
不宜人群	气滞便结者不宜过量食用
营养成分	蛋白质、糖类、磷、钙、铁和维生素 B$_1$、维生素 B$_2$ 及膳食纤维等

选购窍门　豇豆以豆粒数量多、排列稠密、饱满硬实的为优。

保存方法　可放入冰箱中保存。

食用宜忌　一次不要吃太多，以免产气胀肚。

烹饪宜忌　市场上的食用豇豆有三类：绿荚型的肉厚豆粒小，口感较脆，适用于做泡菜；白荚型的肉薄，口感软糯，适于炒食或凉拌；红荚型的肉质中等，易老化，富含类黄酮，常食对健康有益。

养生功效

豇豆的营养价值很高，其中以磷的含量最为丰富。豇豆能帮助消化，增进食欲，提高机体抗病毒能力。而且豇豆不温不燥，作为日常食物，可以多食。中医认为豇豆有健脾补肾的功效，主治消化不良，对尿频、遗精及一些妇科功能性疾病有辅助治疗作用。

最佳搭档

豇豆 配

 猪肉：促进营养物质的吸收，增强机体免疫力

 菜花：补肾脏、健脾胃，润肺爽喉

 鸡肉、大米：健脾补肾，强身健体

 玉米：适于动脉硬化、冠心病、高血压病人食用

治白带异常、白浊多

用料：豇豆 250 克，鸡肉 350 克，食盐适量。

做法：鸡肉洗净剁成块，豇豆洗净切段，将鸡肉翻炒至吐油后加入豇豆，炒匀后加适量水，炖煮至鸡肉熟烂，加食盐调味后食用。

缓解糖尿病症状

用料：豇豆 60 克。

做法：将豇豆加水煎煮，吃豆喝汤，每日 1 次。可缓解糖尿病引起的口渴、小便频多等症状。

豇豆小炒肉

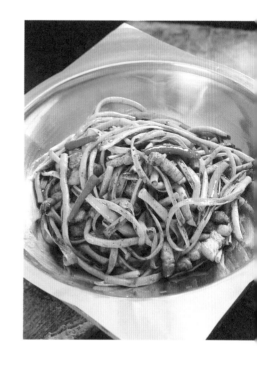

原料：豇豆 500 克，五花肉 150 克，小米椒少许。

调料：植物油、食盐、生抽、料酒、蒜片、姜片各适量。

做法：

1. 五花肉洗净切条，小米椒去蒂备用；

2. 豇豆洗净，剖开后切长段备用；

3. 将少许食用油倒入锅中，放入五花肉条中小火煸炒，至肉条焦黄吐油，加入豇豆段翻炒至六成熟，加入蒜片、姜片、小米椒和生抽、食盐、料酒继续炒一会儿，淋少许水，转入砂煲中小火煲至豇豆熟透即可。

蚕豆

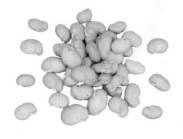

别名	南豆、胡豆、罗汉豆、佛豆
性味归经	性平，味甘，入脾、胃经
每日适用量	50 克
热量	435344 焦耳 /100 克
适宜人群	肾炎患者、肥胖者、心血管疾病者
不宜人群	过敏者、腹胀者
营养成分	磷脂、蛋白质、膳食纤维、维生素、矿物质

选购窍门 颗粒大而果仁饱满、无污点、无发黑、颜色翠绿的为好。

保存方法 新鲜蚕豆可放入冰箱中保存 2~3 天。干品装好后置于干燥、阴凉、通风处保存。

食用宜忌 蚕豆性滞，过量食用易使人发生腹胀。

烹饪宜忌 烹饪蚕豆一定要做熟，否则易中毒。新鲜蚕豆可煮汤、炒菜、入粥。

养生功效

中医认为蚕豆性平、味甘，有健脾利湿、涩精实肠的作用。现代医学认为蚕豆含有仅次于大豆的丰富蛋白质，对缺乏蛋白质而出现的疾病都十分有利，还能延缓动脉硬化症状。蚕豆内含有植物凝集素，有消肿、抗癌的作用，蚕豆还含有丰富的钙，能促进骨的发育，含有的粗纤维和其他有效营养成分，对人体防止肥胖、调整血压有明显的疗效。

最佳搭档

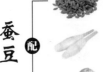

蚕豆 配

枸杞子：能改善腰酸背痛、头晕耳鸣

茭白：清热除烦、利胆退黄

白菜：对支气管炎有疗效

缓解中暑

用料：水发海带 100 克，冬瓜 400 克，去皮蚕豆瓣 150 克，香油、食盐各适量。

做法：将水发海带切块，与蚕豆瓣一起下锅，用香油煸炒一下，然后加适量水，加盖烧煮一会儿，再加入冬瓜片，煮至熟后加食盐、香油调味即成。

缓解慢性肾炎症状

用料：蚕豆 400 克，花生仁 150 克，红糖适量。

做法：将蚕豆和花生仁加适量水，煮至蚕豆皮破裂，加入红糖煮溶，分次趁热食豆喝汤。

橄榄蚕豆

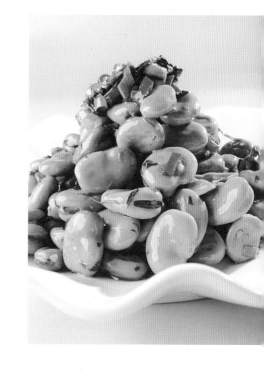

原料：蚕豆 400 克，橄榄菜、小米椒各少许。

调料：植物油、食盐、生抽、鸡精、蒜末、葱花各少许。

做法：

1. 蚕豆洗净后入沸水中焯烫至六七成熟，捞出沥水；

2. 小米椒洗净切碎备用；

3. 锅中放油烧热，下入蒜末、小米椒碎、橄榄菜炒香，再倒入蚕豆，翻炒一会儿后淋入少许水，至蚕豆熟透后即可加食盐、生抽、鸡精调味，撒入葱花即可。

毛豆

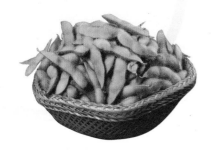

别名	枝豆、青皮豆、菜用大豆
性味归经	性平，味甘，归脾、胃、大肠经
每日适用量	80 克
热量	514878 焦耳/100 克
适宜人群	便秘、高血压、动脉硬化患者以及中老年人、儿童、更年期妇女
不宜人群	肾功能不全者、对毛豆过敏者、痛风者
营养成分	脂肪、膳食纤维、维生素、矿物质等

选购窍门　以豆荚鲜绿亮泽、颗粒饱满、水分充足、无虫蛀、上面有细密的绒毛的为佳。

保存方法　毛豆在剥壳后不宜保存太久，应尽快食用。

食用宜忌　毛豆一定要煮透或炒熟再食用。消化不良者不宜一次食用过多。

烹饪宜忌　可去壳炒食、煲汤，也可连荚一起煮熟。

养生功效

毛豆含丰富的膳食纤维，可刺激胃肠蠕动，有效预防便秘。毛豆的脂肪含量高，多是不饱和脂肪酸，有助于降低人体中的甘油三酯和胆固醇。毛豆还含有丰富的钾，可益气补虚，缓解食欲不佳、疲劳等症状。毛豆中的卵磷脂是大脑发育不可缺少的营养素之一，可提高记忆力。毛豆还可改善妇女更年期的不适。

最佳搭档

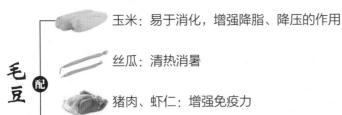

毛豆 配

玉米：易于消化，增强降脂、降压的作用

丝瓜：清热消暑

猪肉、虾仁：增强免疫力

豆腐：促进营养

治虚脱、疲劳、食欲不振

用料：毛豆粒 50 克，大米 60 克。

做法：将毛豆粒洗净、捣碎，和大米一起入锅中加水煮成粥食用。

健脾补气

用料：毛豆 250 克，黄芪 9 克，食盐适量。

做法：先将毛豆洗净，放入锅中，加入黄芪、适量水，煮至毛豆肉熟后加食盐调味食用。

藿香毛豆

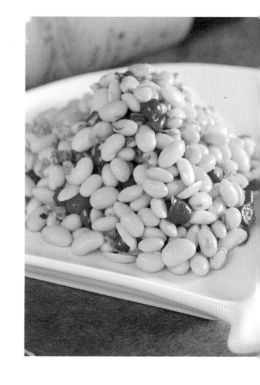

原料：毛豆粒 400 克，朝天椒 50 克，鲜藿香 50 克。

调料：植物油、食盐、生抽各少许。

做法：

1. 毛豆粒洗净，先焯烫一下备用；

2. 朝天椒洗净切丁，鲜藿香去黄叶、老叶洗净切碎；

3. 锅中放油烧热，下入朝天椒丁爆出辣味，倒入毛豆粒翻炒一会儿，加入适量水，烧至水收干、毛豆粒熟软，加食盐、生抽调味，出锅前撒入藿香碎炒匀即可。

荷兰豆

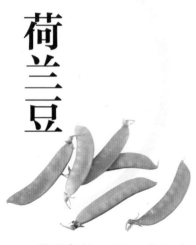

别名	甜豆（圆身的）、荷仁豆、剪豆
性味归经	味甘，性寒，归脾、胃经
每日适用量	50 克
热量	113022 焦耳 /100 克
适宜人群	便秘、癌症、糖尿病患者及成年男性
不宜人群	腹胀者
营养成分	胡萝卜素、豌豆素、赤霉素和植物凝集素、粗纤维、维生素、矿物质

选购窍门 以荚果扁圆形、色泽鲜亮、无虫蛀，握一把时咔嚓作响者为佳。荚果正圆形和背部筋凹陷都表示已老，不宜选购。

保存方法 荷兰豆不宜保存，建议现买现食。

食用宜忌 荷兰豆适合与富含氨基酸的食物同食，可提高其营养价值。

烹饪宜忌 荷兰豆可炒食，也可凉拌、炖煮、做汤。

养生功效

荷兰豆富含粗纤维，能促进大肠蠕动，保持大便通畅，清洁大肠。荷兰豆中富含胡萝卜素，可防止人体致癌物质的合成，从而降低癌症的发病率。荷兰豆还可温补脾胃，养阴止渴，可改善糖尿病人阴虚口渴的症状，还可用于治疗产后脾胃虚弱、气血不足所致的乳汁不下。荷兰豆含豌豆素、赤霉素和植物凝集素等物质，具有抗菌消炎、增强新陈代谢的功能，还能改善男子性功能和促进精子生成。

最佳搭档

荷兰豆 配

春笋、木耳：清热解毒、祛瘀降脂

大蒜：抗菌消炎

猪蹄：改善乳汁不下症状

莲藕：生津止渴

产后乳汁不下

用料：荷兰豆、大米各适量。

做法：荷兰豆洗净捣碎，与大米一同煮粥，温服，荷兰豆搭配猪蹄炖服也有同样效果。

缓解糖尿病口干渴

用料：荷兰豆、食盐各适量。

做法：荷兰豆洗净去筋，放入锅中，加适量水炖煮，可少放食盐或不放食盐，煮后长期服用。

巧拌荷兰豆

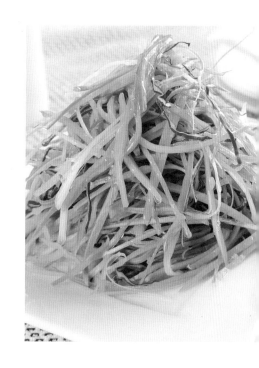

原料：荷兰豆 250 克，紫甘蓝、胡萝卜、大葱各 40 克。

调料：橄榄油、食盐、白糖、白醋、鸡精各少许。

做法：

1. 荷兰豆去筋洗净，入沸水中焯烫熟后捞出切成细丝；

2. 紫甘蓝、胡萝卜、大葱均洗净切细丝；

3. 将荷兰豆丝、紫甘蓝丝、胡萝卜丝、大葱丝装入碗中，加入所有调料，拌匀即可食用。

黄豆芽

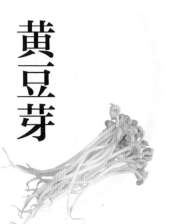

别名	豆芽菜、大豆芽
性味归经	性凉，味甘，归脾、大肠经
每日适用量	约 100 克
热量	184184 焦耳 /100 克
适宜人群	贫血者、青少年
不宜人群	脾胃虚寒者不宜多食
营养成分	蛋白质、脂肪、糖、膳食纤维、钙、磷、铁、胡萝卜素及多种维生素

选购窍门 自然培育的豆芽秆挺直，稍细，芽脚不软，有光泽，新鲜水嫩、无异味。

食用宜忌 未彻底加热至熟的豆芽中含有胰蛋白酶抑制剂等有害物质，食用后可能会引起恶心、呕吐、腹泻等不良反应。

烹饪宜忌 1. 烹调黄豆芽加少量醋，可保持维生素 B_2 不损失。

2. 豆芽根是纤维素含量最高的部位，烹调时不宜掐去。

3. 炒豆芽时加点黄酒再放食盐，可去除豆腥味。

养生功效

黄豆在发芽的过程中，更多的营养元素被释放出来，更利于人体吸收，营养价值更胜一筹，比如豆芽的蛋白质利用率较黄豆要提高 10% 左右。黄豆发芽后，胡萝卜素可增加 1 ~ 2 倍。黄豆芽能减少体内乳酸堆积，治疗神经衰弱、消除疲劳。黄豆芽还能保护皮肤的毛细血管，防止动脉硬化，防治老年高血压。黄豆芽还是美容食品，常吃黄豆芽能营养毛发，对面部雀斑有较好的淡化效果。食用黄豆芽对青少年生长发育、预防贫血等也大有好处。

最佳搭档

黄豆芽 配

海带：养颜美容，防治便秘

鲫鱼：补血益气

牛肉：提高免疫力

治寻常疣

用料：黄豆芽适量。

做法：黄豆芽放入锅内，加适量水煮熟，吃豆芽喝汤。

除黄痰，利小便

用料：黄豆芽 750 克，陈皮 1 个。

做法：黄豆芽、陈皮加大量的水，旺火煎 3 ~ 4 小时后饮用。

补血

用料：黄豆芽 250 克，枣 30 克，猪骨 250 克，食盐适量。

做法：将所有用料加水煎煮 2 小时，加食盐调味，一天分 3 次，食豆芽、饮汤。

黄豆芽炒参皮

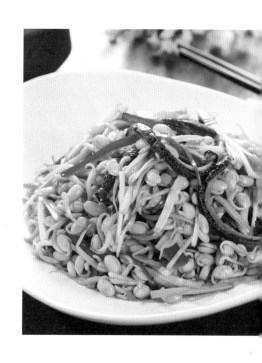

原料：黄豆芽 350 克，水发海参皮 200 克，红椒、香葱各少许。

调料：植物油、生抽、食盐、鸡精各适量。

做法：

1. 黄豆芽洗净，焯烫至六七成熟，捞出沥水；

2. 红椒、水发海参皮洗净切丝，香葱洗净切段；

3. 锅中烧热油后下入海参、黄豆芽，快速翻炒熟，加入红椒丝、葱段炒匀，再加生抽、食盐、鸡精调味即可出锅。

绿豆芽

别名	豆芽菜、银芽
性味归经	性凉，味甘，归心、胃经
每日适用量	约 100 克
热量	75348 焦耳 /100 克
适宜人群	血压、血脂偏高者，嗜烟酒、肥胖者
不宜人群	脾胃虚寒之人不宜常食
营养成分	蛋白质、糖类、维生素 B_1、维生素 B_2、维生素 C、钙、铁、磷、钠、膳食纤维

选购窍门 要选择新鲜水嫩、无异味的绿豆芽。

保存方法 建议现买现食。

食用宜忌 绿豆芽性寒，应配上一点姜丝中和它的寒性。

烹饪宜忌 1.烹调绿豆芽时油食盐不宜太多，尽量保持其清淡爽口的特点。

2.烹调时适当加些醋，能保存水分及维生素 C，口感也好。

养生功效

绿豆在发芽的过程中维生素 C 会增加很多，而且部分蛋白质也会分解为各种人体所需的氨基酸，氨基酸含量可达到绿豆原含量的 7 倍，所以绿豆芽的营养价值比绿豆还要高。绿豆芽中含有核黄素，口腔溃疡的人适合多食用。绿豆芽还富含纤维素，是便秘患者的理想蔬菜。它还有清除血管壁中堆积的胆固醇和脂肪、防治心血管病变的作用。绿豆芽含有丰富的维生素 C，对治疗坏血病很有益处。

最佳搭档

绿豆芽 配

鸡肉：具有防治心血管病变的作用

榨菜：清热解毒、利尿除湿

韭菜、姜：中和寒性

防疗疮、烫伤等外伤感染

用料：绿豆芽适量。

做法：将绿豆芽洗净后加水煎汤食用。

减轻尿路感染

用料：绿豆芽、白糖各适量。

做法：绿豆芽洗净后榨汁，加白糖代茶频服。

通便、降压降脂

用料：韭菜、绿豆芽各适量。

做法：将韭菜和绿豆芽炒食。

银芽鸡丝

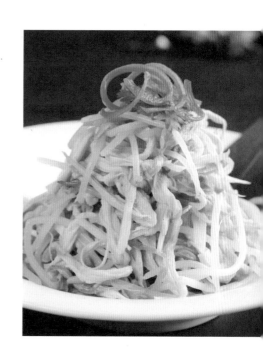

原料：绿豆芽 150 克，鸡胸肉 250 克，青椒丝、
　　　红椒丝各少许。

调料：橄榄油、食盐、白糖、白醋、料酒、蒜末、
　　　姜片、葱段各适量。

做法：

1. 鸡胸肉洗净，放入开水锅中煮沸，淋入料酒，
　加入姜片、葱段煮 5 分钟，取出撕成丝；

2. 绿豆芽洗净后也入沸水中焯熟，捞出沥水；

3. 将鸡丝、绿豆芽、蒜末、青椒丝、红椒丝装
　入碗中，加入剩余调料拌匀后食用。

荸荠

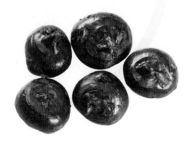

别名	马蹄、水栗、地栗、乌芋、红慈姑
性味归经	性寒，味甘，入肺、脾、胃经
每日适用量	约 100 克
热量	246974 焦耳 /100 克
适宜人群	儿童、发烧病人、高血压患者
不宜人群	脾肾虚寒之人、体弱及小儿遗尿者
营养成分	蛋白质、糖类、膳食纤维、脂肪、多种维生素和钙、磷、铁等

选购窍门 挑选形状完整、坚实、表皮无损伤斑痕、外皮紫黑发亮的为好。

保存方法 荸荠置于阴凉通风处可保存 5 天左右，外皮带泥的更好保存。

食用宜忌 荸荠是水生植物，极易受到污染，应熟制后食用。

烹饪宜忌 可用于做菜、做点心、做馅等。

养生功效

荸荠皮色紫黑，肉质却洁白，味甜多汁，既可作水果，又可作蔬菜食用。荸荠中磷的含量非常高，对牙齿和骨髓的发育很有好处。荸荠中含有一种抗菌成分，还对降低血压有一定效果，并能预防癌症。中医认为荸荠具有清热解毒、降压利尿、泻火生津、凉血通便、化湿祛痰、消食除胀等功效。对发热口渴、慢性气管炎咳嗽多痰、咽干喉痛、消化不良等症状具有明显的改善作用。

最佳搭档

荸荠 配

鳜鱼、豆浆：凉血解毒、利尿通便

香菇：调理脾胃、清热生津

黑木耳：清热化痰、滋阴生津

猪肉：增强免疫力

治发热烦渴、痰热咳嗽

用料：荸荠、莲藕、梨各适量。

做法：取新鲜荸荠、鲜藕、梨洗净去皮，榨汁后随意饮服。

治冠心病

用料：荸荠 50 克，猕猴桃 100 克，西瓜 80 克。

做法：将材料均洗净去皮，切块，入榨汁机中榨成汁饮用。

治小儿麻疹

用料：荸荠 250 克，甘蔗 500 克，胡萝卜 200 克。

做法：将荸荠去皮洗净，甘蔗切段，胡萝卜洗净切段，共入锅中加水煮 1 小时，滤取汤汁凉后饮用。

荷塘五秀

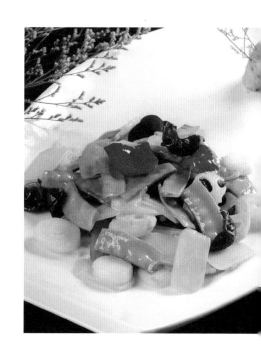

原料：马蹄 200 克，芥蓝、荷兰豆、莲藕各 80 克，水发黑木耳 50 克，红椒片少许。

调料：植物油、食盐、味精、水淀粉、蒜片各少许。

做法：

1. 莲藕去皮切片，荷兰豆切成段，焯烫至断生；

2. 马蹄去皮洗净切片，芥蓝去叶、皮切片；

3. 锅中放油烧热，下入蒜片爆香，倒入莲藕片、木耳、荷兰豆、芥蓝片和马蹄片，快速翻炒熟后加入红椒片炒匀，再加食盐、味精，用水淀粉勾薄芡即成。

莲藕

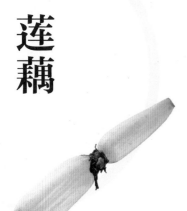

别名	雪藕、玉节
性味归经	性凉，味辛、甘，入肺、脾、胃经
每日适用量	约 200 克
热量	217672 焦耳 /100 克
适宜人群	肝病、肺炎、便秘、贫血、糖尿病患者、瘀血、吐血、便血、尿血者及产妇
不宜人群	体质虚寒者不宜食用生藕
营养成分	膳食纤维、维生素、蛋白质、糖类、铁、钙、磷、天冬碱、胡卢巴碱、单宁酸等

选购窍门　两端的节很细、藕身圆而笔直、用手轻敲声厚实、没有伤痕的为好。

保存方法　外表还带着泥的莲藕不要清洗，放在阴凉处保存。

食用宜忌　生藕性寒，熟藕性味由凉变温，煮汤饮用能利小便、清热润肺。

烹饪宜忌　用洁净的清洁球擦莲藕皮，可擦得又快又薄又彻底，还能保证其形状完整。烹饪莲藕时忌用铁器，否则会变黑。

养生功效

莲藕含铁量较高，是缺铁性贫血病人适宜的食物。莲藕的含糖量不算很高，又含有大量的维生素 C 和食物纤维，对于患肝病、便秘、糖尿病等有虚弱之症的人都十分有益。藕中还含有丰富的丹宁酸，具有收缩血管和止血的作用。莲藕还可以消暑清热，除烦解渴，是夏季良好的祛暑食物。

最佳搭档

莲藕 配

粳米：健脾开胃、益血止泻

猪肉：滋阴健胃

鳝鱼：强肾壮阳，补益身体

生姜：治心烦口渴、呕吐不止

治急性肠胃炎

用料：鲜莲藕 150 克。

做法：将鲜莲藕洗净切小块，捣汁后用开水冲服。

止血、止痛

用料：莲藕 200 克，鸡蛋 1 个，田七末 3 克，白糖少许。

做法：将莲藕洗净榨取汁，鸡蛋打破，与藕汁、田七末、白糖搅匀，隔水炖熟服食。对胃溃疡及十二指肠溃疡出血、肺结核咯血有食疗作用。

芦笋百合炒藕荚

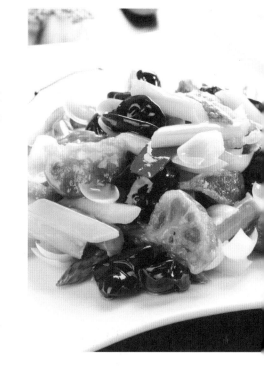

原料：莲藕 300 克，猪肉馅 150 克，芦笋段 150 克，鲜百合 50 克，水发木耳片 100 克，红椒片少许。

调料：植物油、淀粉各适量，食盐、姜汁、生抽、鸡精各少许。

做法：

1. 莲藕切厚片，从中间切开但不切断，将猪肉馅加姜汁、生抽搅匀，放入切开口的莲藕中，即成藕荚，沾上淀粉，炸至金黄后捞出沥油；

2. 锅中留少许底油，下入木耳翻炒一下，再加入芦笋段、百合瓣快速炒匀，放入炸好的藕荚继续翻炒，加少许食盐、鸡精调味即成。

茭白

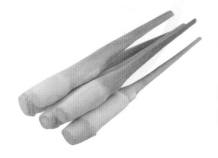

别名	茭粑、茭笋、水笋、菰、蒿芭、高笋
性味归经	性寒，味甘，入脾、胃经
每日适用量	约 50 克
热量	96278 焦耳 /100 克
适宜人群	产后乳少的产妇、孕妇、饮酒过量者、高血压患者
不宜人群	心脏病、肾病、阳痿、腹泻、脾虚胃寒者
营养成分	碳水化合物、蛋白质、脂肪、维生素 B_1、维生素 B_2、维生素 E、胡萝卜素、矿物质等

选购窍门 以茭肉肥大、新鲜肉嫩、肉色洁白、带甜味者为最好。

保存方法 茭白含水量较小，可将其置于阴凉处保存 5 天左右。

食用宜忌 茭白还有解酒醉的功用，适合饮酒过量及酒精中毒者食用，而肾病、阳痿、腹泻、脾虚胃寒者要少食。

烹饪宜忌 茭白可炒，可做汤，在烹饪前要先用水焯一下，以除去其中含有的草酸。

养生功效

茭白的营养成分容易为人体所吸收。中医认为，茭白有祛热生津、止渴利尿、通便降压、催乳等功效，还能使皮肤润滑细腻，夏季食用尤为适宜。

最佳搭档

茭白 配

猪肉：增加营养

蘑菇：清中兼补、不燥不腻

番茄：清热解毒、利尿降压

猪蹄：改善产后乳少

催乳

用料：茭白 300 克，猪蹄适量，通草 10 克，食盐少许。

做法：将猪蹄煮至八成熟，下茭白、通草煮熟，加食盐调味后食肉饮汤。

润肠、降压

用料：茭白 150 克，芹菜 100 克。

做法：将茭白切片，芹菜切段，同煎水，每日早晚各服 1 次。

止暑热烦渴

用料：鲜茭白 150 克。

做法：将茭白洗净切片，煮水服用。

肉丝炒茭白

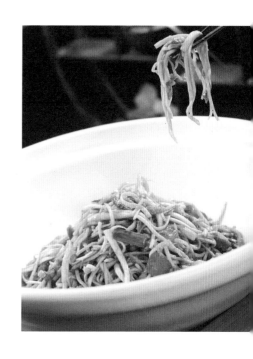

原料：茭白 300 克，猪瘦肉 150 克，红椒少许。

调料：食用油、食盐、生抽、醋、生粉、鸡精、
葱段、蒜末、姜丝各适量。

做法：

1. 茭白洗净切片，焯烫一下后捞出切成细丝，
   红椒去籽洗净后也切丝；

2. 猪瘦肉洗净后切丝，加入生粉、生抽腌渍；

3. 锅中烧热油，爆香姜丝、蒜末，下入瘦肉丝
   炒至变色后，加入茭白、红椒快速炒熟，加
   入葱段炒匀，调入生抽、醋、食盐和鸡精。

慈姑

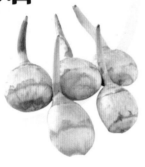

别名	藕姑、白地栗、茨菰
性味归经	性微寒，味苦，入肝、肺、脾、膀胱经
每日适用量	约 60 克
热量	406042 焦耳 /100 克
适宜人群	便秘者、泌尿系统结石患者、贫血者、咳嗽者、脚气病者、营养不良性水肿者
不宜人群	孕妇不宜多食
营养成分	碳水化合物、维生素 B_{12}、生物碱、多种矿物质

选购窍门 选择球形整齐、色泽正常、无损伤腐烂的慈姑为佳。

保存方法 洗净后用保鲜膜封好，置于冰箱中可保存 3 ~ 5 天。

食用宜忌 慈姑不宜多食，且不宜和其他蔬菜一起烹饪，因为慈姑会吸收其他蔬菜的菜味和苦味，从而使其变得苦涩难吃。

烹饪宜忌 慈姑对铅等重金属有较强的吸收、积累能力，烹饪时要去皮和顶芽。

养生功效

慈姑碳水化合物的含量高于莲藕和荸荠，其磷的含量也较高。慈姑含有秋水仙碱等多种生物碱，可抑制癌细胞分裂。慈姑含有多种微量元素，具有一定的强心作用，所含的水分及其他有效成分具有清肺散热、润肺止咳的作用。中医认为，慈姑能解毒、消肿、利尿，可辅助治疗各种无名肿毒、毒蛇咬伤。

最佳搭档

慈姑 配

 生姜：可减少慈姑的寒性

肉类：中和味道，又能补气强身

 豆腐、猪排骨：强身利心

 冰糖、蜂蜜：润肺止咳

清火消炎

用料：慈姑 250 克，白菜 150 克。

做法：将慈姑洗净切片，焯一下水，与白菜一同做成汤食用。

解毒利尿

用料：慈姑 150 克，大米 50 克，食盐少许。

做法：将慈姑洗净切片，焯一下水，再捞出切丁，与大米一同煮成粥，加食盐调味食用。

小炒慈姑片

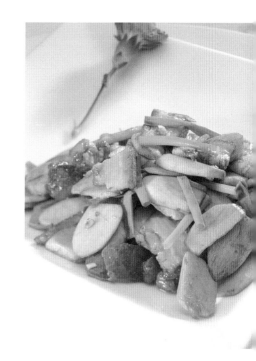

原料：慈姑 400 克，五花肉 100 克，腊肠 100 克。

调料：植物油、食盐、生抽、料酒、蒜片、葱段各适量。

做法：

1. 慈姑洗净，去顶芽和皮，切成片，焯烫一下再沥干水分；

2. 五花肉和腊肠均洗净切片；

3. 锅烧热后放少许油，下入五花肉片煸炒至出油，加入腊肠翻炒一下，淋入料酒炒匀，再倒入慈姑片继续炒至菜熟，加入蒜片、葱段，再加生抽、食盐调味即成。

莼菜

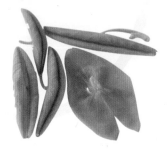

别名	水葵、马蹄草、水莲、湖菜、水荷叶
性味归经	性寒，味甘，归肝、脾经
每日适用量	50 克
热量	83720 焦耳 /100 克
适宜人群	儿童、高血脂者、贫血者、肝炎者
不宜人群	脾胃虚寒者
营养成分	多种维生素和人体必需的多种氨基酸以及钙、磷、铁、钾、钠、锌、硒等

选购窍门 新鲜的莼菜颜色不是很均匀，有紫有绿，瓶装保鲜的是色泽绿中略带灰。卷叶越短、收得越紧、黏液越厚的莼菜等级越高，最好的莼菜，是小小的嫩芽，加工后叶子卷起来只有 1 ~ 2 厘米长。

食用宜忌 莼菜性寒而滑，不能过多食用，否则会损伤毛发，伤脾胃。

烹饪宜忌 冲洗莼菜要用漏勺，这样清洗得更干净。

养生功效

莼菜叶背分泌的黏液质可以清热解毒、杀菌消炎，其中还富含多糖，经实验证实，可以降低血压。另外，莼菜含有丰富的锌，为植物中的"锌王"，可稳定体内胆固醇水平，控制血脂，还是小儿极佳的益智健体食品。富含的维生素 B_{12} 是细胞生长分裂和维持神经细胞髓鞘完整所必需的成分，对防治恶性贫血、肝炎、肝硬化有很好的辅助效用。莼菜还含有一种酸性杂多糖，它不仅能够增强脾脏的功能，而且能明显促进巨噬细胞吞噬异物，是一种较好的免疫促进剂，可以增强机体的免疫功能，预防疾病的发生。中医认为食用莼菜能清胃火，泻肠热。

最佳搭档

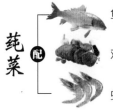

莼菜 配

鱼类：健脾开胃、下气止呕

鸡肉、牛肉：增强免疫力

虾：健体强身

止胃病呕吐

用料：鲜莼菜 200 克，鲜活鲫鱼 450 克，植物油、食盐、姜丝各适量。

做法：将锅烧热放油，放入处理干净的鲫鱼，两面煎一下，加适量水烧开，炖煮 6 分钟，放入洗净的鲜莼菜、姜丝，同煮成汤，最后加食盐调味，但宜清淡一些，不要太咸。

治高血压

用料：鲜莼菜 250 克，冰糖适量。

做法：鲜莼菜洗净装入碗中，加冰糖炖服。

莼菜鱼鱼

原料：草鱼肉 750 克，莼菜 200 克，红椒少许。
调料：植物油、香油、食盐、陈醋、生抽、料酒、
　　　姜蒜汁、蛋清、葱末、蒜末各适量。

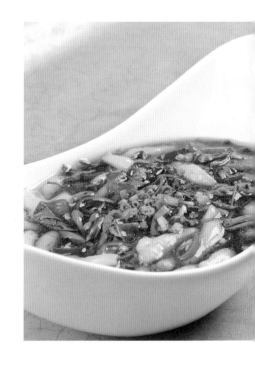

做法：

1. 鱼肉剁成蓉后加料酒、姜蒜汁、蛋清、食盐顺同一方向搅成胶质状，挤成鱼鱼状，再入冷水锅中烧开捞出沥水备用；

2. 莼菜洗净，红椒洗净横切圈状备用；

3. 锅中放油烧热，爆香蒜末，加适量水烧开，加入莼菜煮沸，下入挤好的鱼鱼，加陈醋、生抽、食盐、葱末，最后淋入少许香油。

紫菜

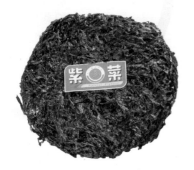

别名	紫英、子菜、乌菜
性味归经	性寒，味甘、咸，入肺、脾、膀胱经
每日适用量	15 克左右
热量	866502 焦耳 /100 克
适宜人群	一般人都适宜，尤其是高血压患者
不宜人群	关节炎患者
营养成分	膳食纤维、蛋白质、维生素 A、B 族维生素及钙、铁、磷、锌、锰、铜等矿物质

选购窍门　以深紫色、薄而有光泽的较新鲜紫菜为佳。

保存方法　紫菜容易返潮变质，应装入黑色食品袋后放置于低温、干燥处或冰箱内保存。

食用宜忌　褪色、发红、霉坏的紫菜不宜食用。

烹饪宜忌　1. 适当加些醋调味可去除紫菜的腥味。

2. 紫菜表面沉积有污垢和毒素，食用前应用清水泡发洗净。

养生功效

紫菜含丰富的膳食纤维，可以保持肠道健康，将致癌物质排出体外。紫菜所含的氨基酸种类多、数量大，钾、碘、铁的含量也较多，对防治高血压、动脉硬化有益，还对记忆力的衰退有一定的改善作用。《本草纲目》记载，紫菜能清热、软坚、补胃、利水肿，主治甲状腺肿大、水肿、慢性气管炎、喉炎、麻疹等症。

最佳搭档

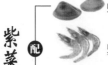

紫菜 配

蛤蜊：适合血脂偏高或高胆固醇患者

虾：有助于稳定情绪

猪肉、鸡蛋：提升营养

治甲状腺肿大

用料：紫菜 10 克，白萝卜丝 200 克，陈皮 5 克，香油、食盐各少许。

做法：紫菜泡开，与白萝卜丝、陈皮放入沸水锅中煮 20 分钟，加调料后食用。

软坚散结

用料：紫菜 15 克，淡菜 60 克。

做法：淡菜用水浸透，与紫菜一同加水煮汤，吃肉饮汤，对甲状腺初起有食疗效果。

降压降脂

用料：紫菜 10 克，海带 50 克，牡蛎肉 200 克，食盐适量。

做法：将海带泡发开，与牡蛎肉、紫菜一同煮成汤，熟后加食盐调味。

翡翠紫菜卷

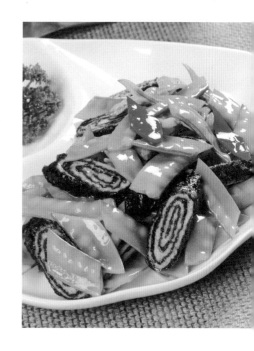

原料：荷兰豆 200 克，紫菜 2 大张，米饭适量，红椒片少许。

调料：植物油、食盐、白醋、鸡精各少许。

做法：

1. 荷兰豆洗净去筋，焯烫一下沥水备用；

2. 米饭用饭勺搅散，淋入少许白醋拌匀，紫菜平铺，再铺上一层薄米饭，卷紧后切厚片；

3. 锅上火，烧热后放入油，先下入荷兰豆翻炒一下，再放入紫菜卷与红椒片，翻炒匀后加食盐、鸡精调味即成。

海带

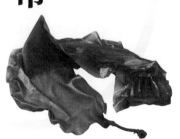

别名	昆布
性味归经	性寒，味咸，入脾、胃、肾经
每日适用量	约 50 克
热量	393484 焦耳 /100 克
适宜人群	儿童、高血压患者、肥胖者
不宜人群	关节炎患者及患有甲亢的人
营养成分	膳食纤维、碘、钙、磷、铁及 B 族维生素、甘露醇

选购窍门　选购干海带时，首先要选择其表面白色粉末较多的，其次要选择干燥无水分、叶片较完整、颜色呈紫黄色的，若表面粘有异物则不宜购买。

保存方法　干品可放在阴凉、通风处保存较长时间。鲜品应尽快食用。

烹饪宜忌　买回的干海带上的白霜有利尿、消肿的功效，所以海带不宜久泡和洗得太彻底。海带在烹煮时稍加几滴醋，会很快变软、易熟。

养生功效

海带中碘的含量极为丰富，碘元素为体内合成甲状腺素的主要原料，因此海带是预防甲状腺病的良药。海带对头发的生长、滋润、乌亮都具有特殊功效，常吃海带可增强膳食纤维的摄入，促进消化，减少胃癌、肠癌的发生。食用海带还可降低人体血液中的胆固醇，防止肥胖和动脉硬化。另外，海带中含有一种叫甘露醇的物质，具有降低血压、利尿和消肿的作用。

最佳搭档

海带 配

芝麻：改善血液循环、降低胆固醇

豆腐：维持机体碘元素的平衡

紫菜：去脂减肥

排骨：祛湿效果显著

降血脂

用料：海带、绿豆、红糖各 150 克。

做法：将海带泡透洗净，切块，绿豆淘净，与海带一起煮至熟烂，加红糖调服。
每日 2 次，可连续食用。

防中暑、烦渴

用料：海带 100 克，冬瓜 500 克，去皮蚕豆瓣 100 克，香油、食盐各少许。

做法：将海带和蚕豆瓣用香油煸炒后加水烧煮，待将熟时加入冬瓜块，煮至冬瓜
九成熟即可加食盐食之。

海带虾百叶

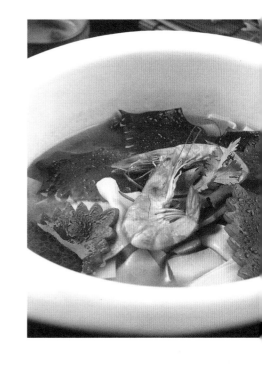

原料：干海带 50 克，百叶 200 克，鲜虾 150 克。

调料：植物油、食盐、醋、胡椒粉、姜汁、鸡精、
蒜片各适量。

做法：

1. 干海带加水泡软，洗净后切片；

2. 百叶洗净切条，鲜虾挑去泥肠备用；

3. 锅烧热后放油，爆香蒜片，加入海带片翻炒
一会儿，加适量水烧开，炖煮 15 分钟后淋
入醋，继续煮至海带熟，加入百叶条、鲜虾，
继续煮五六分钟，加入食盐、姜汁、胡椒粉、
鸡精，煮入味即成。

马齿苋

别名	五行草、五方草、麻绳菜、马齿菜、蚂蚱菜
性味归经	性寒，味酸，归肝、大肠经
每日适用量	100 克
热量	113022 焦耳 /100 克
适宜人群	高血压、糖尿病、溃疡病患者
不宜人群	脾虚便溏者、孕妇
营养成分	苹果酸、葡萄糖、胡萝卜素、钾、钙、磷、去甲基肾上腺素、二羟乙胺等

选购窍门 要选择叶片厚实、水分充足、鲜嫩肥厚多汁的。

保存方法 用保鲜袋装好，放在冰箱中可保存 4 天左右。

食用宜忌 春天时经常吃些马齿苋，不仅可以补充身体营养，而且还能控制胆固醇增高。脾虚便溏者、孕妇慎食马齿苋。

烹饪宜忌 马齿苋在烹饪前应先焯水。马齿苋可炒食、做馅，还可凉拌、做汤。

养生功效

马齿苋的药用价值在某些方面远远高于食用价值，特别是对痢疾杆菌、大肠埃希菌和金黄色葡萄球菌等多种细菌有较强的抑制作用，还能促进胰岛分泌胰岛素，消除尘毒，防止吞噬细胞变形和坏死、矽肺的发生。中医认为马齿苋具有清热利湿、止痢消炎、解毒止痛的作用。

最佳搭档

马齿苋 配

瘦肉、黄花菜、绿豆：清热解毒

鸡蛋：益气补虚、止泻痢

大米：健脾养胃、清热解毒

猪肝：益肝明目、宽中下气

湿疹皮炎类急性红斑渗出期

用料：新鲜马齿苋 120 克。

做法：将马齿苋洗净，切成段，加水煎煮取汁饮用。

冠心病

用料：面粉适量，马齿苋、韭菜等分量，鸡蛋 3 个，食盐、酱油、蒜末、熟油各适量。

做法：马齿苋、韭菜洗净沥干，切碎，将鸡蛋炒熟切碎，与马齿苋、韭菜一起，加调料拌为馅，和面制成包子，蒸熟食用。

马齿苋肉片冬笋汤

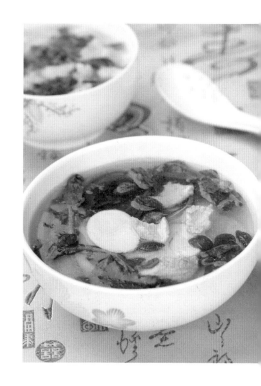

原料：马齿苋 60 克，冬笋 200 克，猪里脊肉 150 克，枸杞子 10 克。

调料：植物油、食盐各少许。

做法：

1. 冬笋去皮切成小片，入沸水中焯烫一会儿捞出沥干，猪里脊肉洗净切片；

2. 枸杞子泡发 15 分钟洗净，马齿苋洗净泥沙焯一下后捞出切成段；

3. 将锅烧热放油，下入肉片炒散，再倒入冬笋片，炒匀后加入适量水，烧开煮炖五六分钟，再下入枸杞子、马齿苋段，煮熟后加食盐调味。

蒲公英

别名	婆婆丁、黄花地丁
性味归经	性寒，味甘、苦，归肝、胃经
每日适用量	100 克
热量	46046 焦耳 /100 克
适宜人群	感染、炎症者
不宜人群	阳虚外寒、脾胃虚弱者
营养成分	多种维生素、多种矿物质及蒲公英醇、蒲公英素、胆碱、有机酸、菊糖等

选购窍门 应选购鲜嫩的蒲公英，已抽花薹的蒲公英叶片老，质量差，不宜食用。

食用宜忌 蒲公英可与大蒜搭配食用，可解毒消火。

烹饪宜忌 蒲公英可做汤，也可炒食。

养生功效

蒲公英具有明显的杀菌作用，对金黄色葡萄球菌、伤寒杆菌、痢疾杆菌有抑制和杀灭作用，还具有清热解毒、消肿散结、利尿通淋、健胃消炎等作用，有"天然抗生素"之美称，是药食两用的保健食物。

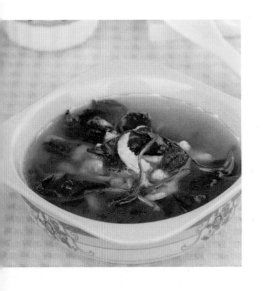

蒲公英虾米汤

原料： 鲜蒲公英 50 克，虾米 30 克，枸杞子 10 克。

调料： 食用油、食盐、姜丝各少许。

做法：

1. 鲜蒲公英去根洗净，入沸水中焯烫一下；

2. 虾米、枸杞子分别洗净并浸泡 10 分钟；

3. 锅中烧热油，先煸炒虾米，再加水煮开，放枸杞子、鲜蒲公英、姜丝煮 2 分钟，加食盐调味。

蕨菜

别名	龙头菜、如意菜
性味归经	性寒，味甘，归肝、胃、大肠经
每日适用量	20克（干品）
热量	163254 焦耳 /100 克
适宜人群	习惯性便秘等症患者、发热者、糖尿病者
不宜人群	脾胃虚寒者
营养成分	氨基酸、蕨素、蕨苷、甾醇、维生素 C、胡萝卜素、纤维素及钾、铁、镁等多种矿物质

选购窍门 质量好的蕨菜菜形整齐，无枯黄叶、无腐烂、质地优、无异味。

食用宜忌 蕨菜不宜多吃。

烹饪宜忌 蕨菜可鲜食或晒干菜，干蕨菜烹饪前要先用温水泡发，鲜品在食用前也应先在沸水中浸烫一下后过凉，以清除其表面的黏质和土腥味。

养生功效

蕨菜含有的多种矿物质有利于调节血糖。蕨菜中的蕨素对细菌有一定的抑制能力，能杀菌消炎、扩张血管。蕨菜中含有的膳食纤维能促进肠胃蠕动。中医认为蕨菜具有清热滑肠、利尿消肿、强胃健脾、祛风除湿、益气养阴等多种功效。

洋葱炒鲜蕨菜

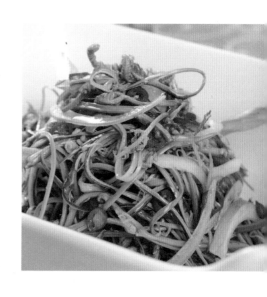

原料： 嫩鲜蕨菜 350 克，洋葱丝 100 克，小米椒圈 25 克。

调料： 植物油、食盐、醋、鸡精各少许。

做法：

1. 鲜蕨菜洗净，入沸水中焯烫 3 分钟，捞出浸入凉水中，静置 10 分钟后捞出，切段备用；

2. 锅放油烧热，爆香小米椒圈，再放入蕨菜段和洋葱丝，快速翻炒 2 分钟，加调料调味。

荠菜

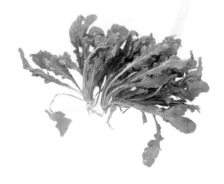

别名	护生草、地米菜、白花菜、菱闸菜、小鸡草
性味归经	性平，味甘、淡，入心、肝、脾、肾经
每日适用量	约 100 克
热量	113022 焦耳 /100 克
适宜人群	一般人都可食用，特别适合高血压患者、眼睛红肿上火者
不宜人群	肠胃虚寒腹泻者
营养成分	胡萝卜素、维生素 B_1、维生素 B_2、烟酸、维生素 C、胆碱、类黄酮、膳食纤维、钾、钙、铁、锌等

选购窍门 应选择叶无萎蔫、无虫蛀的新鲜荠菜。

保存方法 不宜保存，建议现买现食。

食用宜忌 宜尽快食完，不宜多食偏食，以免引起消化不良等症。

烹饪宜忌 1. 不宜浸泡过久，荠菜在水中浸泡过久，其营养素会损失。

2. 荠菜较鲜嫩，不宜炒制过久，不宜加蒜、姜等调味，以免破坏荠菜本身的香味。

养生功效

近年来，医药界用荠菜中的提取物治疗高血压病，效果较佳，所以也有人将荠菜叫作"血压草"。荠菜有和脾、利水、止血、明目等效用，常吃荠菜，对防治软骨症、麻疹、皮肤角质化、呼吸系统感染、前列腺炎、泌尿系统感染等均有较好的效果。

最佳搭档

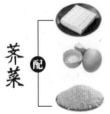

荠菜 配

豆腐：清热降压、健脑益智

鸡蛋：清肝明目、补益脾胃

大米：补虚健脾、明目止血

止产后流血过多

用料：荠菜 50 克。

做法：荠菜洗净，加水煎煮后取汁，分 2 次服，每日 1 剂。

明目

用料：荠菜 150 克，大米 50 克。

做法：荠菜洗净切碎，与大米同煮成粥食用，能明目止血，对青光眼有食疗功效。

降压

用料：荠菜 150 克，车前草 15 克。

做法：车前草、荠菜洗净，用水煎服。

荠菜豆腐羹

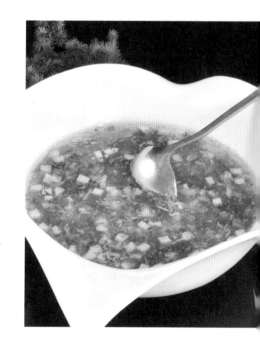

原料：嫩豆腐 200 克，荠菜 150 克，蟹柳 100 克。

调料：熟油、食盐、香油、水淀粉、鸡精各适量。

做法：

1. 将豆腐切成丁，荠菜洗净后切末；

2. 蟹柳洗净，也切成小丁；

3. 锅中放适量水烧沸，倒入豆腐丁、蟹柳丁煮沸，再下入荠菜末和食盐，再次煮沸后淋入熟油，用水淀粉勾薄芡，起锅前淋入香油，撒入鸡精即可。

香椿

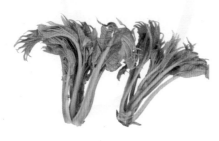

别名	椿芽、香椿头、香铃子
性味归经	性平，味苦，入肝、胃、肾经
每日适用量	30 克
热量	196742 焦耳 /100 克
适宜人群	儿童、便血者、痢疾患者
不宜人群	慢性疾病患者
营养成分	维生素、蛋白质、糖类、香椿素、钾、钙、磷、铁

选购窍门 以叶厚芽嫩、绿叶红边、香味浓郁的为佳。

保存方法 放入冰箱或阴凉通风处，可保存 2 天。

食用宜忌 香椿含有一定量的亚硝酸盐，先用沸水烫洗一下，食用起来更安全，且隔天的熟香椿不宜食用。香椿以谷雨前的为佳，应吃早、吃鲜、吃嫩。

烹饪宜忌 用食盐来腌制香椿嫩芽，且不加其他调料，能最大限度保留香椿特有的香味。

养生功效

香椿含有丰富的挥发性芳香有机物，可健脾开胃、增加食欲。香椿具有清热利湿、利尿解毒之功效，是辅助治疗肠炎、痢疾、泌尿系统感染的良药。它含有维生素 E 和性激素等物质，能抗衰老和补阳滋阴，对不孕不育症有一定辅助疗效，有"助孕素"的美称。香椿含有的楝素，其挥发气味能透过蛔虫的表皮，使蛔虫不能附着在肠壁上而被排出体外。

最佳搭档

香椿 配

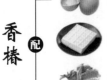

鸡蛋：滋阴润燥、润肤健美

豆腐：益气和中、生津润燥、润肤明目

竹笋、羊肉：清热解毒、利湿化痰

止细菌性痢疾

用料：香椿叶 100 克。

做法：取香椿叶洗净，放入净锅中加水煎，每日 1 剂，早、晚分服。

治胃及十二指肠溃疡

用料：香椿 250 克，枣适量。

做法：将香椿切成碎末，捣烂，枣去核、皮也捣成泥状，二者混合捏成重 3 克的丸状，每次 2 丸，每日 2 次，温开水服用。

香椿鸡蛋炒牡蛎

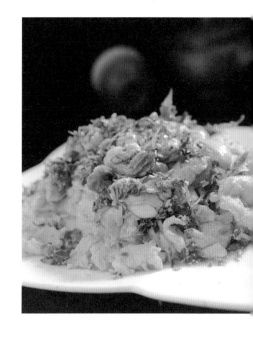

原料：香椿 100 克，鸡蛋 2 个，牡蛎肉 200 克。

调料：植物油、姜汁、食盐各适量。

做法：

1. 牡蛎加少许食盐抓洗，再用清水冲净，沥干备用；

2. 香椿洗净切末，鸡蛋打散备用；

3. 锅烧热后放油，倒入牡蛎肉翻炒一会儿，淋入姜汁翻炒，再淋入蛋液翻炒至凝固，撒入香椿末炒匀，加食盐调味即可出锅。

香菇

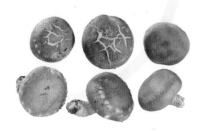

别名	香菌、香蕈、香菰、冬菇、花菇（带花纹的）
性味归经	性平，味甘，归脾、肝、胃经
每日适用量	鲜品 100 克
热量	79534 焦耳 /100 克
适宜人群	一般人均适宜，尤其适宜心血管疾病、肝炎患者及抵抗力低下者
不宜人群	脾胃寒湿气滞、皮肤瘙痒者
营养成分	蛋白质、膳食纤维、维生素、矿物质

选购窍门　以菇形圆整、菌肉肥厚、菌柄短粗鲜嫩、大小均匀的为好。

保存方法　干香菇放在干燥、阴凉、通风处可以长期保存，鲜香菇建议即买即食。香菇具有极强的吸附性，故不宜与其他挥发性物质一起存放，也不宜放在有气味挥发或有异味的容器内。

烹饪宜忌　1. 干香菇用温水泡发香味更浓郁。

2. 干香菇泡软后洗净泥沙，再用温水泡发，泡发的水在炒菜时加入可增鲜味。

养生功效

香菇是一种高蛋白、低脂肪的健康食品，可明显提高机体免疫力，能补肝肾、健脾胃、益智安神、美容养颜。香菇中还含有 30 多种酶，有抑制血液胆固醇升高和预防心血管疾病和肝硬化的作用。香菇含有的干扰素诱生剂能抑制病毒的繁殖，还含有阻止癌细胞生长、抑制已突变的异常细胞的物质，因此能防癌抗癌。

最佳搭档

香菇 配
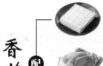
豆腐、毛豆：增强抗癌、降血脂之功效

猪肉：营养均衡、强身健体

鲤鱼、西蓝花：提升营养

止胃痛、反胃

用料：香菇 200 克，红糖适量。

做法：将香菇烘干后磨成粉末，每次取 1.5~3 克，冲入红糖水，饭前食用。

治失眠

用料：干香菇 15 克，枣 15 克，花生 50 克，鸡肉 200 克，食盐适量。

做法：香菇、花生、枣泡发 2 小时，和鸡肉块一起炖煮成汤，加食盐调味后食用。

缓解食欲不振

用料：干香菇 20 克，葱白段、姜片各适量，食盐少许。

做法：香菇泡发洗净后切片，加水煮开，加剩余用料一起煮至香菇熟软食用。

石锅香菇鸡

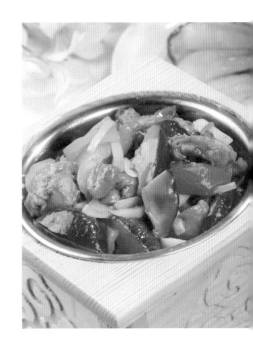

原料：土鸡肉块 400 克，鲜香菇块 300 克，青椒片、红椒片各少许。

调料：植物油、食盐、料酒、酱油、醋、姜片、蒜片、葱段各适量。

做法：

1. 土鸡肉块加水焯烫 15 分钟，捞出沥水备用；
2. 炒锅加油烧热，爆香蒜片、姜片，加入鸡块、香菇块翻炒一会儿，加入酱油炒上色，淋入料酒继续翻炒，淋少许水，再加青椒片、红椒片和葱段炒匀，加食盐、醋后倒在石锅内。

黑木耳

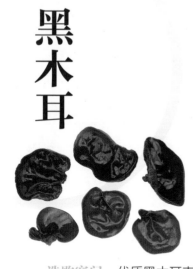

别名	蕈耳、木耳、黑菜、桑耳、树鸡、云耳
性味归经	性平，味甘，归肺、胃、肝经
每日适用量	15 克（干品）
热量	87906 焦耳 /100 克
适宜人群	一般人均可，尤其适宜高血压、糖尿病患者，肥胖者，冶金工人，纺织工人，理发师
不宜人群	脾虚消化不良或大便溏泻者忌用
营养成分	蛋白质、糖类、钙、铁及钾、钠、膳食纤维、维生素、胡萝卜素、卵磷脂、脑磷脂

选购窍门　优质黑木耳表面黑而光润，有一面呈灰色，手摸上去感觉干燥，无颗粒感，无异味；假黑木耳看上去较厚，分量也较重，手摸时有潮湿或颗粒感。

食用宜忌　鲜黑木耳含有一种叫卟啉的光感物质，人食用后经太阳照射可引起皮肤瘙痒、水肿，因此鲜黑木耳不可食用。而干黑木耳经暴晒处理和食用前的浸泡，会分解这种物质，可以放心食用。

烹饪宜忌　干黑木耳宜用温水泡发，泡发后仍紧缩在一起的部分不宜食用。用淘米水泡发的黑木耳肥大、松软，味道鲜美。

养生功效

研究发现，常吃黑木耳可抑制血小板凝聚，降低血液中胆固醇的含量，对冠心病、动脉血管硬化、心脑血管病颇为有益，并有一定的抗癌作用。黑木耳中的胶质，还可将残留在人体消化系统内的杂质吸附聚集，排出体外，起到清涤肠胃的作用。

最佳搭档

黑木耳 配

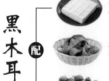

豆腐、蒜苗、蒜薹：预防心脑血管疾病

海带：利于排毒，促进吸收

枣、红糖：补气养血

降老年高血压

用料：黑木耳 6 克，柿饼 50 克，冰糖少许。

做法：将黑木耳泡发开去蒂，与柿饼、冰糖加水共煮至熟烂，一日食完。久食有效。

降脂降压

用料：黑木耳、银耳各 15 克，豆腐 300 克，清汤、食盐各适量。

做法：将豆腐切块稍煎，加入泡发好的双耳和清汤，煮熟后加食盐调味即可。

缓解习惯性便秘

用料：黑木耳 30 克，海参 50 克，猪大肠 150 克，食盐、酱油各少许。

做法：将所有食材泡发、处理好，一同加水炖煮熟，加调料调味，服食饮汤。

黑木耳拌穿心莲

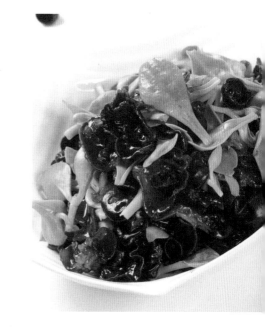

原料：干黑木耳 30 克，新鲜穿心莲 150 克。

调料：香油、食盐、醋各适量。

做法：

1. 干黑木耳加温水泡开，除去硬蒂，撕成小朵，入沸水中焯烫 3~5 分钟，捞出沥水；

2. 新鲜穿心莲洗净，放入淡盐水中浸泡 5 分钟，再沥干水；

3. 将黑木耳、穿心莲装入碗中，加食盐、醋、香油拌匀即可食用。

银耳

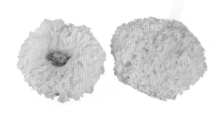

别名	白木耳、雪耳、银耳子
性味归经	性平，味甘，归心、肺、肾、胃经
每日适用量	15 克
热量	837200 焦耳 /100 克
适宜人群	女性、病弱者、产妇
不宜人群	外感风寒者
营养成分	碳水化合物、蛋白质、矿物质、维生素

选购窍门 质量好的银耳耳花大而松散，肉肥厚，色泽呈白色或略带微黄，蒂头无黑斑或杂质。

保存方法 置于阴凉通风处可长期保存，但要注意防虫蛀。

食用宜忌 睡前不宜食用冰糖银耳，以免血黏度增高。隔夜的银耳不宜食用。

烹饪宜忌 银耳宜用开水泡发，泡发后应去掉未发开的部分。发好的银耳忌冷冻保存，因为解冻时容易碎、不成形，且营养成分大量流失。

养生功效

银耳能提高肝脏解毒能力，保护肝脏，增强机体抗肿瘤的免疫能力。银耳滋补而不腻滞，对阴虚火旺不受温热滋补的病人来说是一种极好的食物。银耳具有补脾开胃、益气清肠、安眠健胃、清热、润燥的功效。它还是一种含膳食纤维的减肥食品，能促进胃肠蠕动，加速脂肪的分解。银耳也是美容食品，可润肤祛斑。

最佳搭档

银耳 配

 冰糖：止咳、润肤养颜

菊花：清肝明目、美容养颜

莲子：减肥、除斑

 燕窝：防治高血压、冠心病

治冠心病

用料：银耳 10 克，黑木耳 15 克，冰糖适量。

做法：黑木耳、银耳均泡发洗净，放入碗中加水、冰糖蒸 1 小时，饮汤吃木耳。

止咳嗽

用料：银耳 15 克，鸭蛋 1 个，冰糖 25 克。

做法：将银耳浸软，加水与冰糖共煮至熟烂，打入鸭蛋煮熟即成。每日服 2 次。

改善更年期综合征

用料：枣 60 克，银耳 20 克，白糖适量。

做法：银耳泡发开，与枣一同放入锅中加水煮成羹，加白糖调味即成。

木瓜银耳汤

原料：银耳 15 克，木瓜 150 克，枸杞子少许。

调料：白糖适量。

做法：

1. 银耳泡发开，剪去黄色的蒂根部，洗净后撕成片；

2. 枸杞子泡 10 分钟洗净，木瓜去皮、籽后切块备用；

3. 将银耳和适量水倒入锅中，煮开后转中小火炖煮 15 分钟，加入枸杞子、木瓜块，继续炖 5 分钟，加白糖调味即成。

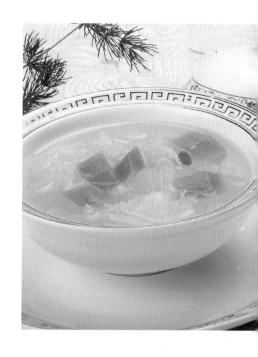

平菇

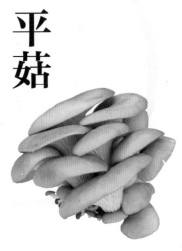

别名	耳菇、凤尾菇、蚝菇、秀珍菇（台湾）
性味归经	性平，味甘，归肝、脾、胃经
每日适用量	100 克
热量	83720 焦耳 /100 克
适宜人群	一般人均可食用。老年人，消化系统疾病、心血管疾病及癌症患者尤其适宜
不宜人群	对菌类过敏者、便泄者、脾胃虚寒者
营养成分	18 种氨基酸、粗蛋白、多种维生素及钙、磷、铁等

选购窍门　要选择个体完整肥厚、菇形整齐、颜色正常、无病虫害、无异味的新鲜平菇。选购八成熟的平菇为好，八成熟的菇其菌伞的边缘稍向内卷曲。

保存方法　可用保鲜膜装好，包上几层纸，再放置在冰箱中保存。

食用宜忌　平菇有较高的食疗价值，可作为体弱之人的营养食品。

烹饪宜忌　平菇无论素炒还是制成荤菜，都十分鲜嫩美味，最适宜炖汤食用。

养生功效

经研究，平菇含有抗肿瘤细胞的多糖体，对肿瘤细胞有很强的抑制作用，还可抑制病毒的合成和增殖。平菇含有多种营养成分，可以改善人体新陈代谢，增强体质，调节自主神经功能，降低血胆固醇，改善女性更年期综合征。中医认为平菇能舒筋活络、补虚抗癌，对肝炎、慢性胃炎、高血压等都有一定的食疗效果。

最佳搭档

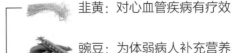

平菇 配

韭黄：对心血管疾病有疗效

豌豆：为体弱病人补充营养

西蓝花：改善新陈代谢，增强体质

猪肉、牛肉：改善新陈代谢、防癌抗癌

改善糖尿病症状

用料：平菇、鸡腿菇各适量。

做法：平菇、鸡腿菇加水煮汁饮用。

增强免疫力

用料：平菇 250 克，猪肉 200 克，调料适量。

做法：将平菇与猪肉做成汤，加少许调料常食。

蒜苗烧平菇

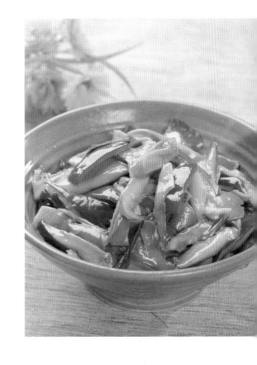

原料：平菇 300 克，青蒜 100 克，红椒 1 个。

调料：植物油、食盐、生抽、蒜片、鸡精各少许。

做法：

1. 平菇洗净撕成条，红椒去籽切条；

2. 青蒜去根、老叶洗净，切段备用；

3. 锅上火后烧热油，下入蒜片爆香，加入平菇条翻炒至软，再放入青蒜段、红椒条，继续翻炒一会儿，加食盐、生抽、鸡精调味即可出锅。

金针菇

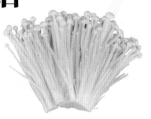

别名	金菇、朴菇、毛柄金钱菌、构菌、智力菇
性味归经	性凉，味甘，归脾、大肠经
每日适用量	50 克
热量	108836 焦耳 /100 克
适宜人群	心血管疾病患者、儿童、老人
不宜人群	脾胃虚寒者不宜多食，肾炎患者慎食
营养成分	B 族维生素、维生素C、胡萝卜素、锌、多种氨基酸、植物血凝素、牛磺酸

选购窍门 要选择新鲜无异味的，以未开伞、菌柄长 15 厘米左右、均匀整齐、无褐根、根部少粘连的为佳，颜色微黄的较好。

保存方法 用保鲜膜封好放于冰箱保存。

食用宜忌 金针菇是高纤维食物，不宜过度烹煮，而且一次不可吃太多。

烹饪宜忌 可凉拌、炒食，还可做汤和菜肴的配料，以炖汤食用较佳。

养生功效

金针菇富含赖氨酸和锌，有利于儿童智力的发育，所以也有人将金针菇叫"增智菇"。金针菇还能有效增强体内物质的生物活性，促进新陈代谢，加速营养素的吸收和利用，能有效预防和治疗肝部疾病和胃肠道溃疡，同时还有抵抗疲劳、抗菌消炎、消除重金属食盐中毒等功效。

最佳搭档

金针菇 配

 豆干、胡萝卜、豆腐：促进新陈代谢

 鸡肉：促进智力发育，促进代谢

 西蓝花：增强解毒能力、提高免疫力

 绿豆芽：解毒防暑

改善记忆力减退

用料：金针菇 150 克，冬笋 250 克，食用油、食盐、芝麻油各适量。

做法：冬笋切丝后焯烫，金针菇切去老根，一同下锅加食用油翻炒至熟软，加食盐调味，再淋入芝麻油即可出锅食用。

防治肝病

用料：金针菇 200 克，猪肝 250 克，食盐、生抽各少许。

做法：猪肝浸泡半小时，切片后焯一下水，再与金针菇一同炒熟，加食盐、生抽等调味后佐餐食用。

金针菇拌牛肉

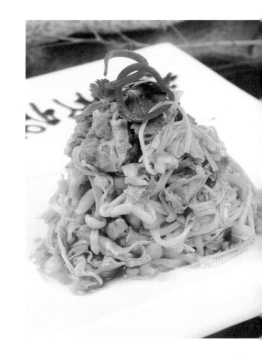

原料：牛肉 250 克，鲜金针菇 300 克。

调料：橄榄油、红油、食盐、醋、生抽、姜蒜汁、料酒、鸡精各适量。

做法：

1. 牛肉整块洗净，放入冰箱急冻后取出切薄片；

2. 鲜金针菇切去老根，洗净；

3. 锅中烧开水，先放入金针菇焯熟，捞出沥水，再放入牛肉片、料酒焯烫 2 分钟至熟，捞出与金针菇一起装入碗中，加入剩余调料拌匀即成。

鸡腿菇

别名	鸡腿蘑、鸡肶菇
性味归经	性平，味甘，归心、胃经
每日适用量	80 克
热量	1075802 焦耳 /100 克
适宜人群	体弱者，病人，糖尿病、高血脂、高血压患者
不宜人群	痛风患者
营养成分	蛋白质、脂肪、膳食纤维、多种矿物质

选购窍门 以个体完整、菇体粗壮肥大、色白细嫩、肉质密实、不开伞的为佳。

保存方法 将鲜蘑菇根部的杂物除净，放入淡盐水中浸泡 10~15 分钟，捞出后沥干水分，再装入塑料袋中，这样可保鲜 1 周。

食用宜忌 鸡腿菇适宜与肉搭配食用，可增鲜味及营养。

烹饪宜忌 鸡腿菇炒食、炖食、煲汤均久煮不烂，滑嫩清香。

养生功效

鸡腿菇集营养、保健、食疗于一身。它含有 20 多种氨基酸，人体必需的 8 种氨基酸全部具备，对体弱或病后需要调养的人十分有益。鸡腿菇含有抗癌活性物质的有效成分，常食对治疗痔疮、癌症有明显效果。鸡腿菇还有调节体内糖代谢、降低血糖的作用，并能调节血脂。中医认为鸡腿菇有益胃清神、增进食欲、消食化痔和降低血压的作用。

最佳搭档

鸡腿菇 配

- 猪肉：提升营养及鲜味
- 牛肉：补气强身
- 西蓝花：降血糖
- 竹荪：降压、降脂、降糖

减重防癌

用料：鸡腿菇 350 克，胡萝卜 150 克，青椒 1 个，食用油、食盐、香油各少许。

做法：锅内放少许油，下入鸡腿菇、胡萝卜和青椒翻炒熟，调味后淋入几滴香油即可。

降压降糖

用料：鸡腿菇、竹荪、香菇各适量。

做法：将各种用料处理干净，炒熟或做汤后常食用。

鱼香鸡腿菇

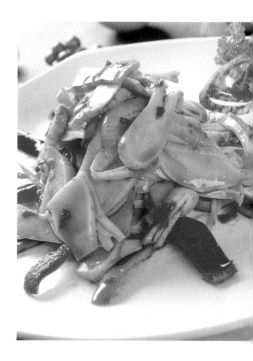

原料：鸡腿菇 400 克，青椒、红椒各 1 个。

调料：植物油、食盐、泡红辣椒、生抽、醋、白糖、
　　　香油各适量。

做法：

1. 鸡腿菇洗净切片；

2. 青椒、红椒洗净切片，泡红辣椒切碎备用；

3. 锅上火烧热后倒入油，先下入泡椒碎炒香，
加入鸡腿菇片翻炒至熟软，加入青椒片、红
椒片炒匀，再加生抽、食盐、醋、白糖调味，
最后淋入几滴香油即可出锅。

草菇

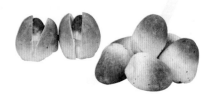

别名	稻草菇、包脚菇、兰花菇、秆菇
性味归经	性寒，味甘，归胃、脾经
每日适用量	50 克
热量	96278 焦耳 /100 克
适宜人群	一般人均可食用，尤其适合糖尿病患者、体弱者
不宜人群	寒性哮喘患者
营养成分	蛋白质、脂肪、糖类、维生素 C、膳食纤维、铁、磷等

选购窍门 要选择个体完整、无虫蛀、无异味的草菇。

保存方法 用保鲜膜封好置于冰箱中保存。

食用宜忌 草菇的蛋白质含量比一般蔬菜高好几倍，有"素中之荤"的美名。易患感冒，或创伤、疮疡患处久不愈合者，多食用草菇可改善症状。

烹饪宜忌 草菇浸泡时间不宜过长，适于做汤或素炒。

养生功效

草菇的维生素 C 含量高，能促进创伤愈合，促进人体新陈代谢，提高机体免疫力。它还具有解毒作用，如铅、砷、苯进入人体时，维生素 C 可与其结合形成抗坏血酸，随小便排出。草菇脂肪含量低，不含胆固醇，能够减缓人体对碳水化合物的吸收，是糖尿病患者极好的食品。中医认为草菇具有消食去热、滋阴壮阳、增加乳汁、护肝健胃等效用，是优质的药食兼用型的营养保健食品。

最佳搭档

草菇 配

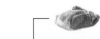 猪肉：促进脂肪分解和降低胆固醇，提高免疫力

银鳕鱼：有利于心血管健康

 豆腐：健脾胃、降压、降脂

减脂降压

用料：草菇、西蓝花各适量，香油、生抽各少许。

做法：将草菇、西蓝花洗净切小，装入盘中，淋入生抽，再滴入少许香油后蒸熟食用。

降糖

用料：草菇、鲫鱼、豆腐各适量，植物油、姜片、葱段、蒜片、食盐各少许。

做法：草菇、豆腐洗净切块，鲫鱼去内脏、鳞、鳃并洗净，锅中烧热油后将鲫鱼两面煎一下，加水煮沸后放入草菇、豆腐炖成汤，加剩余调料调味，吃菜饮汤。

草菇牛柳

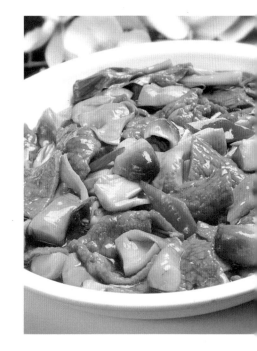

原料：牛里脊肉片 250 克，草菇片 250 克，青椒片、红椒片和菜心各少许。

调料：植物油、食盐、生抽、蚝油、鸡精、料酒、淀粉各适量。

做法：

1. 牛里脊肉片加料酒、生抽、淀粉腌渍 20 分钟；
2. 将菜心焯熟备用；
3. 锅烧热放油，下入牛肉片翻炒，再倒入草菇片继续翻炒 3 分钟，加入青椒片、红椒片炒匀，再加食盐、生抽、蚝油、鸡精调味，勾少许薄芡后装盘，再摆上焯好的菜心即成。

口蘑

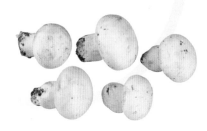

别名	白蘑菇、白蘑、云盘蘑
性味归经	性平，味甘，归肠、胃、肺经
每日适用量	60 克
热量	1013012 焦耳 /100 克
适宜人群	肥胖人士、糖尿病患者、女性、体弱者
不宜人群	肾脏疾病患者
营养成分	蛋白质、膳食纤维、多种维生素及硒等矿物质

选购窍门　以形如伞状、色乳白、无黄萎、个体完整肥厚、大小均匀的为好。

保存方法　口蘑不宜保存，建议现买现食。

食用宜忌　如使用泡在液体中的袋装口蘑，则一定要多漂洗几遍。

烹饪宜忌　1. 口蘑可炒食，又可焯水凉拌，做汤食用能保存更多营养素。

2. 口蘑味道鲜美，宜配肉菜食用，制作菜肴不用再放味精或鸡精。

养生功效

口蘑富含微量元素硒，它能够防止过氧化物损害机体，降低因缺硒引起的血压升高和血黏度增加，调节甲状腺的功能，提高免疫力。口蘑中还含有多种抗病毒的成分，以及大量的植物纤维，具有防止便秘、促进排毒、预防糖尿病及大肠癌、降低胆固醇含量的作用。同时，口蘑还是一种较好的减肥美容食品。

最佳搭档

口蘑 配

　猪肉：提升营养

　冬瓜：利小便、降压

　魔芋：降血脂、减肥

　鸡肉、芦笋、豆腐：增强免疫力

麻疹初起

用料：口蘑适量。

做法：口蘑用水煎服，每日分 3 次服下，治小儿麻疹透发不畅。

降脂减肥

用料：口蘑 250 克，魔芋 300 克，植物油、食盐各少许。

做法：魔芋、口蘑洗净切片，先将魔芋焯一下水，再烧热油将魔芋与口蘑一同炒熟，加少许盐调味即可，常食。

口蘑烧鸡

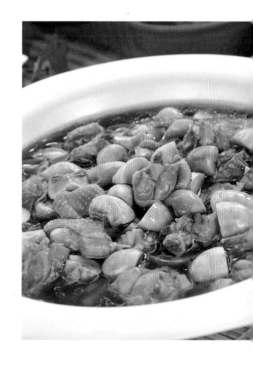

原料：口蘑 300 克，鸡肉 450 克。

调料：食盐、酱油、料酒、蚝油、姜末、蒜末各适量。

做法：

1. 将鸡肉洗净切小块；

2. 口蘑洗净后也切成块状备用；

3. 将鸡块摆入锅中，中小火煎至出油，淋入料酒翻炒一下，再加入口蘑块翻炒至变软，加入适量水，炖煮半小时左右至鸡块熟，加姜末、蒜末、食盐、酱油和蚝油，煮入味后即可。

滑子菇

别名	珍珠菇、滑菇
性味归经	性平，味甘，归肠、胃、肺经
每日适用量	100 克
热量	62790 焦耳 /100 克
适宜人群	一般人均适宜
营养成分	粗蛋白、脂肪、糖类及维生素 B_2、维生素 C、维生素 D、钾

选购窍门　选购滑子菇时，以菌伞未破、颜色鲜艳（褐色）、黏质物多的菇蕾为佳。

保存方法　滑子菇建议现买现食，用保鲜袋装好置入冰箱中可保存 1 周左右。

食用宜忌　最好选用新鲜的滑子菇，袋装、腌渍类的尽量少选择。

烹饪宜忌　滑子菇可炒食、煲汤，与肉类搭配更添清香，且营养价值倍增。

养生功效

滑子菇所含的维生素 D 是其他蔬菜中所缺少的，可辅助治疗头晕、感冒、皮肤炎症、佝偻病等。滑子菇所含的双链核糖核酸，可防治由病毒引起的疾病，还有抗癌治癌作用。此外，其菌盖上的黏液是一种核酸类物质，有恢复体力和脑力的功效。滑子菇中含有大量的钾，能预防血压升高、动脉硬化等症。

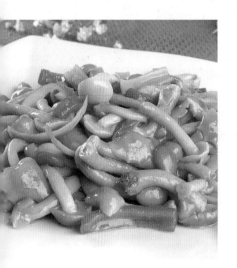

双椒滑子菇

原料： 滑子菇 300 克，青椒、红椒各 1 个。

调料： 植物油、食盐、生抽、蚝油、鸡精、水淀粉、蒜末各适量。

做法：

1. 青椒、红椒去蒂、籽洗净后切成条；
2. 锅中烧热油，放入蒜末爆香，下入滑子菇炒匀，再加入青椒条、红椒条翻炒至熟，加食盐、生抽、蚝油和鸡精，最后用水淀粉勾薄芡即可。

茶树菇

别名	茶菇、柳松菇
性味归经	性温，味甘，归胃、肾经
每日适用量	60 克
热量	1167894 焦耳 /100 克
适宜人群	一般人均适宜
营养成分	多种蛋白质和微量元素、膳食纤维、维生素等

选购窍门	以菇形基本完整、菌盖有弹性、无严重畸形、菌柄脆嫩的为佳。
保存方法	鲜茶树菇不宜保存太久，放入冰箱最多保存 2 天，建议尽快食用。
食用宜忌	菌类搭配肉类食用营养更丰富。
烹饪宜忌	茶树菇可炒食或煲汤。如果是干茶树菇，烹饪前要用冷水泡发。

养生功效

茶树菇是一种高蛋白，低脂肪，无污染，无药害，集营养、保健、理疗于一身的纯天然食用菌。茶树菇所含的蛋白质、膳食纤维与同类食物相比高于平均值，丰富的膳食纤维可以促进胆固醇的排泄，降低血液中的胆固醇含量。中医认为茶树菇有滋阴壮阳、美容保健之功效，对肾虚、尿频、水肿、风湿有独特疗效。

茶树菇炖排骨

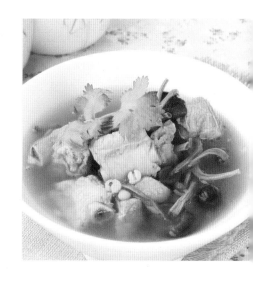

原料：排骨块、干茶树菇、薏米各适量。

调料：食盐少许。

做法：

1. 干茶树菇、薏米均浸泡一下；
2. 排骨块先焯一下水，再加水、干茶树菇、薏米炖 1.5 小时，加食盐调味后食用。

猴头菇

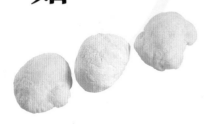

别名	猴头菌、猴头蘑、猴菇、刺猬菌
性味归经	性平，味甘，归脾、胃、心经
每日适用量	50 克
热量	54418 焦耳 /100 克
适宜人群	消化不良、消化道溃疡、体质虚弱、高血糖、高血脂、癌症患者
不宜人群	无
营养成分	脂肪、膳食纤维、17 种氨基酸、胡萝卜素、维生素 B_1、维生素 B_2、钙、磷、铁、锌等

选购窍门　猴头菇新鲜时呈白色，干制后呈褐色或金黄色，以形体完整无缺、茸毛齐全、体大的为好。

保存方法　干品放置在干燥通风处可长期保存，鲜品不宜保存，建议现买现食。

食用宜忌　霉烂变质的猴头菇不可食用，以防中毒。

烹饪宜忌　猴头菇适宜炒、炖、烧、烩等烹调方法。干猴头菇适宜用水泡发。

养生功效

猴头菇具有多种保健功效。猴头菇可抑制胃蛋白酶的活性，增强胃黏膜屏障功能，促进溃疡愈合，助消化吸收。猴头菇含有的多糖体、多肽类及脂肪物质能抑制癌细胞中遗传物质的合成，从而预防和治疗消化道癌症和其他恶性肿瘤。猴头菇含有的不饱和脂肪酸，能降低血胆固醇和甘油三酯含量，调节血脂，利于血液循环。最重要的，猴头菇能提高机体免疫力，延缓衰老。

最佳搭档

猴头菇　配

冬笋：开胃健脾、助消化

鸡肉：治疗神经衰弱、体倦乏力

猪骨：提高免疫力

消化性溃疡

用料：干猴头菇 50 克，黄酒适量。

做法：将猴头菇泡发开后挤干水，用黄酒泡制。

辅助治疗高血压、冠心病

用料：干猴头菇 40 克，枣 8 枚，姜片、食盐、熟花生油各少许。

做法：将猴头菇发开切片，与枣一同放入炖盅中，加进清水、姜片、食盐、熟花生油，盖好盖后炖 1 小时。

乌鸡炖猴头菇

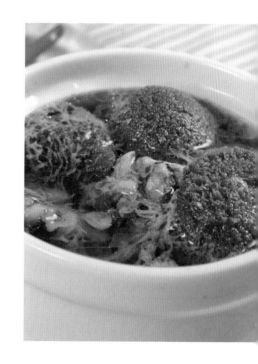

原料：干猴头菇 50 克，乌鸡 400 克。

调料：食盐、姜片各适量。

做法：

1. 干猴头菇用水泡发至软，反复漂洗几次，再浸泡几小时，中途要挤干换水，再切块备用；

2. 乌鸡洗净切块，锅中烧开水，分别将乌鸡块、猴头菇块焯烫一下；

3. 将焯好的乌鸡块、猴头菇块、姜片块放入炖盅内，加适量开水，炖煮 2 小时左右，待鸡块熟烂后加食盐调味即成。

竹荪

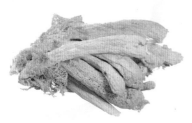

别名	竹笙、网纱菇、竹参、竹姑娘、竹丝蕈
性味归经	性凉，味甘、微苦
每日适用量	10 克（干品）
热量	648830 焦耳 /100 克
适宜人群	肥胖者、高血压患者、高脂血症者
不宜人群	脾胃虚寒者
营养成分	蛋白质、钙、铁、锌、钾、镁、磷等

选购窍门 优质竹荪具有自然的淡黄色，颜色太白的竹荪不宜选用。

食用宜忌 竹荪多做汤食用，也可与其他食材一同炒食或炖食。

烹饪宜忌 干品竹荪烹饪前应先用淡盐水泡发，并剪去根部（即菌盖头封闭的一端），否则会有异味。

养生功效

竹荪是一种高蛋白质、低脂肪的保健食品，所含 16 种氨基酸中谷氨酸比任何一种食用菌都高，因而味道鲜美。竹荪含有的有效营养成分可补充人体必需的营养物质，提高机体免疫力，还能够保护肝脏，降血压、降血脂、减肥及防癌抗癌。

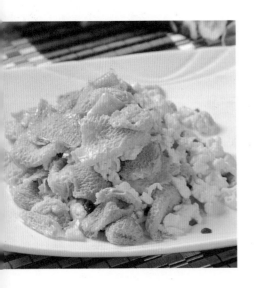

竹荪炒蛋

原料：干竹荪 30 克，鸡蛋 2 个。

调料：植物油、食盐、葱花各适量。

做法：

1. 干竹荪用淡盐水泡发至软，剪去根部，洗净切成小块；鸡蛋磕入碗中打散备用；

2. 锅上火烧热，倒入油烧至六七成热，加入竹荪块翻炒一会儿，淋入鸡蛋不停翻炒至凝固，加食盐调味，撒入葱花炒匀即可出锅。

别名	刺芹侧耳、杏仁鲍鱼菇、刺芹菇
性味归经	性平，味甘，归脾、胃经
每日适用量	60克
热量	129766焦耳/100克
适宜人群	一般人都可，尤其适宜心血管病人
不宜人群	菌菇过敏者
营养成分	蛋白质、维生素、膳食纤维及钙、镁、锌等

杏鲍菇

选购窍门 杏鲍菇以新鲜、菇盖张开平整、具有杏仁香味的为佳。

保存方法 杏鲍菇与其他菇类相比保存时间较长，可放于冰箱中冷藏保存。

烹饪宜忌 杏鲍菇适合炒、烧、烩、炖、做汤及火锅用料，适宜与肉类搭配。

养生功效

杏鲍菇含18种氨基酸，其中人体需要的氨基酸均具备，还含有粗纤维等，可促进消化、吸收功能。杏鲍菇含有的有效营养成分可促进人体对脂类物质的消化吸收和对胆固醇的溶解，可降血脂、降低胆固醇，增强机体免疫力，对肿瘤也有一定的预防和抑制作用，是老年心血管疾病及肥胖症患者理想的营养保健食品。

蒜香杏鲍菇

原料： 西蓝花200克，杏鲍菇250克，蒜瓣75克。

调料： 植物油、食盐、生抽、鸡汤、水淀粉各适量。

做法：

1. 西蓝花洗净切小朵，焯烫熟后装入盘中；

2. 杏鲍菇洗净，切片；

3. 锅中烧热油，爆香蒜瓣，加入杏鲍菇片煸炒一会儿，加入鸡汤烧开，加食盐、生抽调味，再用水淀粉勾薄芡，倒入西蓝花盘中即成。

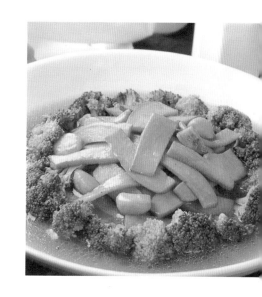

蟹味菇

别名	真姬菇、本菇
性味归经	性平，味甘，入肝、胃经
每日适用量	100 克
热量	75348 焦耳 /100 克
适宜人群	一般人均适宜
不宜人群	菌菇过敏者
营养成分	多种维生素、膳食纤维和 17 种氨基酸

选购窍门 以菌柄已充分伸长、菌盖呈半球状尚未开伞的为佳。

保存方法 蟹味菇不宜保存太久，建议现买现食。

食用宜忌 蟹味菇营养丰富，诸无所忌。与肉类搭配，更添香味和营养价值。

烹饪宜忌 蟹味菇可清炒、煲汤，还特别适合做火锅配菜等，均非常美味。

养生功效

蟹味菇是一种低热量、低脂肪的保健食品，特别是赖氨酸的含量高过一般菇类，这对青少年益智、增高有重要作用。其子实体中的提取物含有多种多糖体，有提高机体免疫力的功能，以及防癌、抗癌、预防衰老、延长寿命等特殊功效。

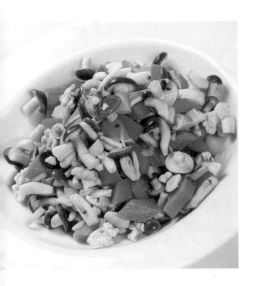

三丁蟹味菇

原料： 蟹味菇 250 克，胡萝卜、莴笋各 100 克。

调料： 植物油、食盐、生抽、鸡精各少许。

做法：

1. 蟹味菇洗净，切丁；

2. 胡萝卜、莴笋去皮洗净，均切丁备用；

3. 锅上火烧热，倒入油再烧热，先下入胡萝卜丁、莴笋丁翻炒一下，再放入蟹味菇丁一同翻炒，炒至熟后加食盐、生抽、鸡精调味即成。

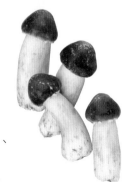

松茸

别名	松蕈、松口蘑
性味归经	性平，味甘，入肾、胃经
每日适用量	100 克（鲜）
热量	560924 焦耳 /100 克
适宜人群	一般人均适宜
不宜人群	菌菇过敏者
营养成分	蛋白质、脂肪、松茸多糖、维生素 B_1、维生素 B_2、维生素 C 及钙、磷、铁等

选购窍门 正常松茸具黄褐色至栗褐色平状的纤毛状的鳞片，表面干燥，菌柄较粗壮，内实，基部稍膨大，菌肉白色、肥厚。

烹饪宜忌 松茸一般用来炒食和炖汤。烹饪时不宜太咸，也不宜放其他香料。

养生功效

松茸是珍稀名贵食用菌，特别是松茸含有松茸醇、异松茸醇等药用成分，有较高的药用价值，具有提高自身免疫力、益肠胃、止痛、抗菌、抗病毒、防衰老、理气化痰、驱虫等功效，还有治疗糖尿病及抗癌等作用。研究还发现，松茸是食药兼用真菌中抗癌效果较好的一种。

松茸鸡汤

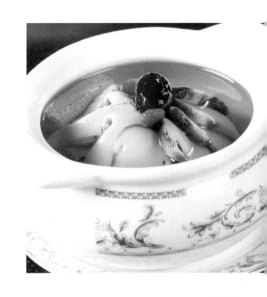

原料： 鲜松茸 200 克，竹荪 10 克，枸杞子、枣各少许，鸡汤适量。

调料： 食盐少许。

做法：

1. 鲜松茸洗净切片，竹荪泡发后切段；
2. 枸杞子、枣泡软洗净备用；
3. 将鸡汤倒入锅中，下入鲜松茸片、竹荪段、枸杞子、枣，炖煮 15 分钟，加食盐调味即可。

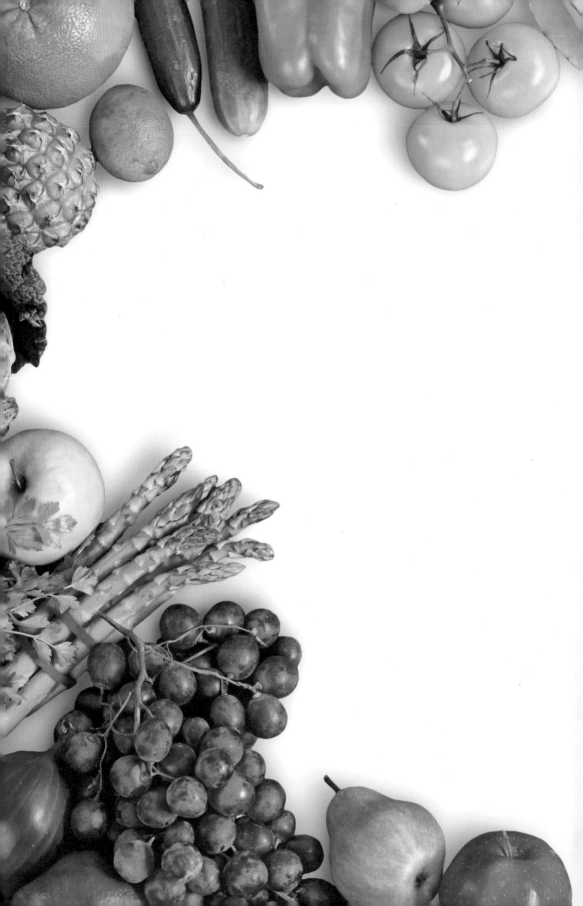

第 3 章

水果篇

　　水果是维生素、矿物质、膳食纤维等营养物质的重要来源。我们应该每天都食用水果，《中国居民膳食指南》推荐我国成年人每天吃水果 200 ~ 400 克。食用水果要讲究卫生，科学食用，以达到较好地补充营养、维持健康的生理机能的作用。

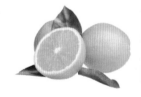

苹果

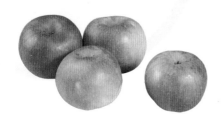

别名	频婆、林檎、苹婆果
性味归经	性凉，味甘、微酸，归脾、肺经
每日适用量	1~2 个
热量	217672 焦耳 /100 克
适宜人群	高血压、肥胖、腹泻者，婴幼儿、老人、孕妇
不宜人群	冠心病、肾病、糖尿病患者不宜多吃，曾有心肌梗死病史者不宜食
营养成分	糖类、蛋白质、膳食纤维、苹果酸、柠檬酸、酒石酸、单宁酸、果胶、B 族维生素、维生素 C 及磷、铁、钾等

选购窍门　以果皮外有一层薄霜的为好。

保存方法　用塑料袋装好放于冰箱中。

食用宜忌　1. 吃苹果时要细嚼慢咽，这样有利于消化，吃完苹果后要漱口。

2. 苹果不宜多吃，以免伤脾胃。

养生功效

苹果丰富的营养可补充人体所需，具有健胃、生津、消食、顺气、预防癌症等功效，常食苹果能够降低血胆固醇、降血压、保持血糖稳定，还有利于减肥。苹果汁能杀灭传染性病毒，治疗腹泻，还能预防蛀牙。中医则认为苹果有安眠养神、补中焦、益心气、消食化积、解酒毒之功效。

最佳搭档

苹果 配

芦荟：生津止渴、健脾消食

枸杞子：营养更丰富

绿茶：防癌、抗老化

治高血压

用料：苹果 300 克。

做法：将新鲜苹果绞汁饮用，每日 3 次，或以苹果皮加水煎服。

去痘、去斑

用料：苹果半个，柠檬 3 片，菠萝 50 克，芹菜、卷心菜各 30 克，蜂蜜或冰糖少许。

做法：将所有食材均洗净切小，榨成汁后加蜂蜜或冰糖服用。

顺气消食

用料：苹果 1 个。

做法：将苹果洗净，去核后切成块，榨汁服用。

拔丝苹果

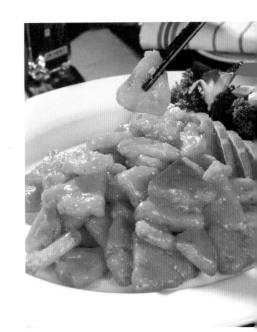

原料：苹果 2 个。

调料：植物油、白糖、淀粉各适量。

做法：

1. 淀粉加水制成淀粉糊，取苹果果肉切成块，放入淀粉糊中；

2. 油锅烧到六成热，将裹上一层淀粉糊的苹果块放入锅中炸至金黄，盛出沥油；

3. 净锅中放少许油和白糖，小火慢慢熬至起泡黏稠、颜色变黄，倒入苹果块翻炒匀即可。

香蕉

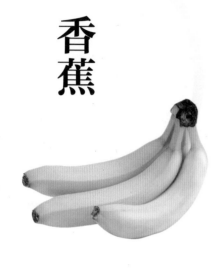

别名	金蕉、弓蕉、大蕉、粉蕉、甘蕉
性味归经	性寒，味甘，归脾、胃、大肠经
每日适用量	约 100 克
热量	380926 焦耳 /100 克
适宜人群	大便秘结者、咽干喉痛者、浑身无力者、婴儿、减肥者
不宜人群	溃疡症、胃痛、消化不良、肾功能不全、慢性肾炎、水肿、腹泻者
营养成分	果胶、纤维素、蛋白质、维生素 C、维生素 B_6、钾、镁等

选购窍门 以没有黑斑的、肥大饱满的、软硬适中的为好。

保存方法 香蕉不宜放在冰箱中保存，悬挂于阴凉通风处即可。香蕉忌与梨同储存，因为梨释放的气体会加速香蕉的成熟，使其变质。

食用宜忌 香蕉不宜空腹食用。

养生功效

食用香蕉可以很容易地摄取到各种各样的营养素。香蕉中钾的含量丰富，人体缺钾会出现全身软弱无力、因胃肠蠕动缓慢而腹胀等症状，每天吃上一根香蕉，就能满足体内钾的需要，同时还可保护胃肠道，防止血压上升及肌肉痉挛。香蕉还含有镁，具有消除疲劳的效果。中医认为香蕉有清热、解毒、生津、润肠的功效。

最佳搭档

香蕉 配

燕麦：改善睡眠

苹果：提高营养

酸奶：调理肠胃

巧克力：振奋精神、改善心绪

降血脂

用料：香蕉 50 克，绿茶、蜂蜜各少许。

做法：香蕉去皮研碎，加入等量的茶水中，再加蜂蜜调匀，每日服 2 次，当茶饮。

治痤疮

用料：香蕉 2 根，山楂 30 克，荷叶 1 张。

做法：将荷叶剪成小块，加 500 毫升水，水开煎一会后去除荷叶，加入山楂、香蕉段，煎至约剩 300 毫升水，分 2 次吃香蕉喝汤。

治肝阳上亢型高血压

用料：香蕉 2 根，西瓜皮 150 克，玉米须 20 克，冰糖适量。

做法：将香蕉、西瓜皮、玉米须加水共煮，加冰糖调服，每日 2 次。

香蕉奶昔

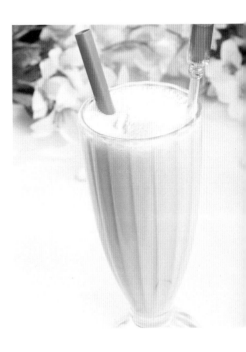

原料：香蕉 2 根，原味优酪乳 100 毫升，鲜奶 200 毫升。

调料：细砂糖 1 匙。

做法：

1. 香蕉去皮，切成块；

2. 将香蕉块、原味优酪乳、鲜奶一起放入搅拌机中，搅拌均匀，加入细砂糖提味，倒入杯中即可饮用。

桃

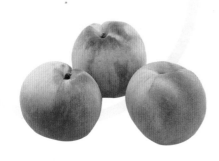

别名 寿果、仙桃

性味归经 性温，味甘、酸，归胃、大肠经

每日适用量 1~2 个

热量 200928 焦耳 /100 克

适宜人群 气血亏虚、面黄肌瘦、心悸气短、贫血、水肿、肥胖、便秘者

不宜人群 糖尿病人、孕妇慎食，胃肠功能不良者、老人、儿童要少食

营养成分 糖类、蛋白质、膳食纤维、胡萝卜素、维生素、钙、磷、铁、钾、钠及苹果酸、柠檬酸等

选购窍门 要选择果实颜色均匀、形状完好、表皮有细小茸毛（油桃除外）的桃。

保存方法 桃子不宜储存，建议现买现食。

清洗方法 将桃放在淡盐水中浸泡几分钟，可很容易洗去桃毛。将桃洗净后在沸水中浸一分钟，再浸入冷水中，则皮可很容易被剥下。

食用宜忌 1. 未成熟的桃或烂的桃不宜食用。

2. 桃性温，味甘，不宜多食，否则内热过盛易发疮疖，或导致胃胀胸闷。

养生功效

桃含有多种对人体健康有益的成分，吃桃可以解渴、滋润肌肤。桃的糖分并不多，可以供给身体极为合理的能量，可将之列入节食减肥食品。桃富含能保护皮肤、头发、神经和肠胃的 B 族维生素，以及促进人体生长发育的维生素 E。桃还含有人体所必需的多种矿物质，如维持细胞活力所需的钾和钠，骨髓必需的钙和磷，保持血色素正常所必需的铁等。此外，桃含有多种纤维，有润肠作用，可防治便秘。

最佳搭档

桃 配 牛奶：清凉解渴，营养更全面

莴笋：利水消肿

润肺化痰

用料：水蜜桃 1 个，杏仁 20 克，银耳适量。

做法：银耳、杏仁加水煲半小时，再加入桃块、冰糖，继续煮五六分钟即成。

益肺养心、生津活血

用料：桃 2 个，蜂蜜适量。

做法：将桃去皮、核洗净，切片，淋入适量蜂蜜后拌匀食用。

小偏方

治粉刺：用桃花煮水洗面或用鲜桃榨汁加淘米水洗面。

虾仁鲜桃炒苦瓜

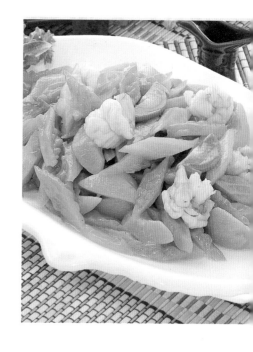

原料：黄桃 200 克，苦瓜 250 克，鲜虾仁 100 克，
　　　胡萝卜片少许。

调料：植物油、食盐、白糖各适量。

做法：

1. 苦瓜剖开去籽洗净，斜切成片，加食盐腌渍
   一下再挤干水；

2. 鲜虾仁挑去泥肠洗净，黄桃去皮、核后切块；

3. 锅中烧热油，下入苦瓜片翻炒一下，放入虾仁、
   胡萝卜片炒至虾仁变色，加入黄桃块，翻炒
   匀后加少许食盐、白糖调味即可。

梨

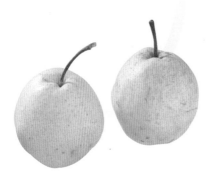

别名	白梨
性味归经	性寒，味甘、微酸，归肺、胃经
每日适用量	1 个
热量	184184 焦耳 /100 克
适宜人群	肝炎、肝硬化、肾功能不全者，以及咳嗽、发热、高血压患者尤其适合
不宜人群	脾胃虚寒者不宜多吃
营养成分	蛋白质、糖类、多种维生素、矿物质和微量元素

选购窍门 应选表皮光滑、无虫蛀孔洞、无损伤的果实。

保存方法 应以防腐、防褐变为主要目标，可用塑料袋装好置于冰箱。

清洗方法 用清水浸泡片刻，去皮食用。

食用宜忌 1. 吃梨时要细嚼慢咽才能得到较好的吸收效果。

2. 吃梨不宜喝开水，一冷一热的刺激易导致胃功能失调，必致腹泻。

养生功效

梨水分充足，能够帮助器官排毒、净化，还能软化血管，促进血液循环，促进钙质的输送，维持机体的健康。梨含有的碳水化合物和维生素有保肝和帮助消化的作用。梨还具有降血压、清热镇痛的作用，高血压患者如有头晕目眩、心悸耳鸣，经常吃梨可减轻症状。中医认为梨有生津止渴、清热降火、养血生肌、润肺去燥等功效。

最佳搭档

梨 配

 姜汁、蜂蜜：治疗咳嗽、多痰

 冰糖：润肺解毒

丁香：治呕吐、噎嗝、反胃

治发热

用料：梨 1 个，冰糖适量。

做法：将梨洗净去皮，剖开去核，切成块，入净锅中加水煮开，下入冰糖，中小火煮 10 分钟，分次服用。

止咳嗽

用料：燕窝 5 克，白梨 2 个，川贝母 10 克，冰糖 5 克。

做法：燕窝用水浸泡，梨挖去核，将其他三味同放梨内，盖好后放碗中隔水炖熟。

防治慢性肝炎

用料：梨、陈醋各适量。

做法：将梨削去皮，浸于陈醋罐中，两三天后即可食，常食有效。

蓝莓雪梨

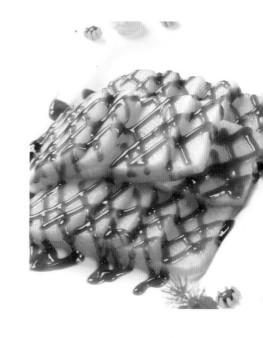

原料：雪梨 2 个，蓝莓果酱适量。

调料：蜂蜜适量。

做法：

1. 雪梨洗净，去皮去核，切片；

2. 锅中放水烧开，下入雪梨片煮 5 分钟，关火待水稍凉后淋入蜂蜜，搅拌后静置半小时；

3. 将雪梨片捞出装盘，淋入蓝莓果酱即可。

橙子

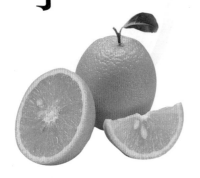

别名	甜橙、橙、黄果、金环
性味归经	性凉，味甘、酸，归肺、胃经
每日适用量	1~2 个
热量	196742 焦耳 /100 克
适宜人群	心血管疾病患者、食欲不振者、脑力劳动者、女性、儿童
不宜人群	糖尿病、脾胃虚寒者
营养成分	果胶、蛋白质、胡萝卜素、钙、磷、铁及维生素 B$_1$、维生素 B$_2$、维生素 C 等

选购窍门　要选择果皮细腻且皮薄、大小中等、手捏有弹性、重量较重、着色均匀、外形饱满、能散发出香气、肚脐眼小的果实。

保存方法　放在阴凉通风处或放入冰箱中保存。

食用宜忌　饭前或空腹时不宜食用，否则橙子所含的有机酸会刺激胃黏膜，对胃不利。服药期间吃一些橙子，可使机体对药物的吸收量增加，使药效更明显。

养生功效

橙子中维生素 C 的含量较高，还含有胡萝卜素，能软化和保护血管，降低胆固醇和血脂，对治愈皮肤干燥也很有效。橙子能强化免疫系统，预防流感、伤风等。橙子皮内含有的橙皮素还有健胃、祛痰、镇咳、止逆和止胃痛等功效。脑力劳动者常吃橙子，有助于维持大脑活力，并可缓解用眼疲劳。儿童吃橙子可开胃、增高。女性吃橙子可以美容养颜。

最佳搭档

橙子 配

　柑橘：促进维生素 C 吸收，增强免疫力

　猕猴桃：预防关节损伤

　米酒：消减乳腺肿块

醒酒

用料：橙子适量。

做法：可生食或将橙子榨汁饮用。

缓解食欲不振

用料：橙子、蜂蜜各适量。

做法：橙子洗净，切丁，加水煎一会儿后加蜂蜜服用。

蟹酿橙

原料：大橙子 1 个，湖蟹肉 150 克，蟹黄 50 克。

调料：植物油、食盐、胡椒粉、生姜粉、香醋、
　　　水淀粉各适量。

做法：

1. 橙子从顶端 1/3 处横切开，挖出一半橙肉备用；

2. 锅上火烧热油，下入蟹肉、蟹黄煸出香味，加
　入生姜粉、胡椒粉、食盐、香醋调味，再用少
　许水淀粉勾芡；

3. 将橙肉和炒好的蟹肉混合，装入橙碗中，盖上
　橙盖，放入蒸锅蒸 10 分钟即可。

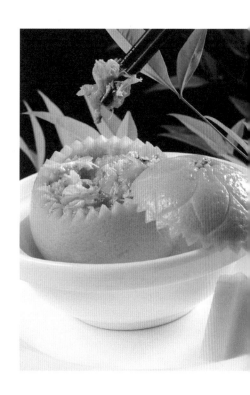

柑橘

别名	蜜橘、橘子
性味归经	性温，味甘、酸，归脾经
每日适用量	1~2 个
热量	213486 焦耳 /100 克
适宜人群	老年人及支气管炎、心血管疾病患者
不宜人群	胃肠、肾、肺功能虚寒的人
营养成分	糖类、维生素B₁、维生素B₂、维生素C、烟酸、苹果酸、柠檬酸、蛋白质、脂肪、食物纤维以及多种矿物质

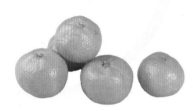

选购窍门 要选择果皮颜色金黄、柔软平整的柑橘。

保存方法 放入冰箱中保存，但建议不要存放太久。

食用宜忌 1.多吃柑橘会出现口干舌燥、咽喉干痛、大便秘结等症状。过量食用会引起中毒反应，出现全身变黄等症状，但对人体危害不大。

2.为避免其对胃黏膜产生刺激而引起不适，最好不要空腹吃柑橘。

3.吃橘子前后 1 小时内不宜喝牛奶，以免发生腹痛腹泻。

养生功效

柑橘有调节人体新陈代谢、消除疲劳、美容、促进食欲、降低人体中血脂和胆固醇的作用。中医认为柑橘具有润肺止咳、化痰止咳、健脾顺气的功效，是一种健康味美的水果。

最佳搭档

柑橘 配

鸡肉：加速脂肪分解

芦荟：增强机体免疫力

黑木耳：可治疗痛经

蒜、白糖：提供丰富营养，治疝气

治乳腺炎

用料：鲜橘皮 30 克，甘草 5 克。

做法：将鲜橘皮、甘草洗净，放入锅中加水煎煮成汤汁饮用。

治风寒感冒

用料：鲜橘皮 25 克，姜片 15 克，红糖适量。

做法：将鲜橘皮、姜片加水煎煮 5 分钟，加红糖煮溶后饮用。

缓解胀气

用料：鲜橘皮 40 克，白糖适量。

做法：将橘皮洗净，冲入开水，盖上盖闷泡一会儿，加白糖搅匀当茶饮用。

香蕉橘子糖水

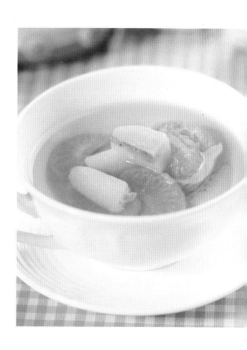

原料：香蕉 1 根，橘子 1 个。

调料：冰糖适量。

做法：

1. 将香蕉去皮切成段，橘子去皮、去籽备用；

2. 锅中加适量水烧开，放入冰糖煮至溶化；

3. 加入橘子瓣煮沸 5 分钟，再加入香蕉段煮开。

提示：此糖水可润燥通便。

西瓜

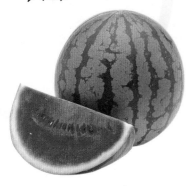

别名	夏瓜、伏瓜、水瓜
性味归经	性寒，味甘，归心、胃、膀胱经
每日适用量	200 克
热量	104650 焦耳 /100 克
适宜人群	高血压、急慢性肾炎、胆囊炎、发热者
不宜人群	糖尿病患者、水肿严重者、心力衰竭者，以及脾胃虚寒、便溏者
营养成分	蔗糖、果糖、葡萄糖及丰富的维生素 A、B 族维生素和维生素 C，还有大量的有机酸、氨基酸、磷、钙、铁及少量的脂肪和蛋白质

选购窍门 要选瓜身结实、外皮纹路清晰、颜色深浅分明的西瓜。手拍西瓜，发出咚咚的清脆声音，同时可感觉到瓜身颤抖，就是成熟度刚刚好的西瓜。

保存方法 已切开的西瓜不要存放太久，应尽快吃完。

食用宜忌 西瓜吃多了易伤脾胃，还会引起腹胀、腹泻、食欲下降等，所以食用要适量。夏至之前和立秋之后，体弱者不宜食用西瓜。

养生功效

西瓜多汁味甜，含水量高达 96.6%，几乎包含人体所需要的各种营养成分，具有平衡血压、预防癌症、促进新陈代谢、软化和扩张血管、调节心脏功能等作用。中医认为西瓜能清热利尿、助消化、解渴生津。

最佳搭档

西瓜 配

 薄荷：改善不良情绪

紫苏：清热解毒、利小便

 冰糖：治吐血和便血

番茄：清热生津、美白润肤

治肝炎引起的口苦、胸闷等症状

用料：西瓜皮、赤小豆、白茅根各 50 克。

做法：将所有材料加水煎取汁服用，1 日 1 次，连服 7 日。

防中暑

用料：西瓜 1 个，番茄块 1000 克。

做法：将西瓜肉、番茄块榨取汁液饮用，每日 2 次，连用 2 天。

治口疮

用料：西瓜皮 300 克，白糖少许。

做法：将西瓜皮切成小块，加水煎汤，取汁去渣，加入白糖，代茶饮。

西瓜莲子

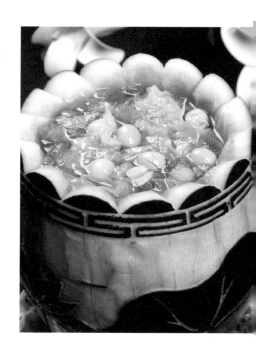

原料：西瓜 1 个，干莲子 60 克，银耳 15 克。

调料：冰糖适量。

做法：

1. 银耳泡软，撕成片；

2. 干莲子浸泡 3~4 小时后放入锅中，中小火炖煮 20 分钟，再加入银耳，一同煮至熟关火；

3. 西瓜从 1/3 处切开，挖出一多半的瓜肉，切成丁，与煮好的莲子银耳混合后装入西瓜内，加入冰糖，上锅蒸 10 分钟即可。

甜瓜

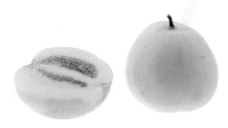

别名 香瓜、甘瓜

性味归经 性寒，味甘，归心、胃经

每日适用量 150 克

热量 108836 焦耳 /100 克

适宜人群 一般人均可食用，尤其是夏季烦渴者，肾病、肝病患者

不宜人群 脾胃虚寒、腹胀、腹泻便溏者

营养成分 碳水化合物、转化酶、柠檬酸、胡萝卜素和 B 族维生素、维生素 C 等

选购窍门 选购时可以闻一闻，有果香味的瓜一般比较甜。要选择外形完整、无损伤的新鲜果实。

保存方法 置于阴凉通风处保存，也可放入冰箱。

食用宜忌 1.不宜过量食用，否则易引起消化不良或腹痛、腹泻，还会损齿伤筋。
2.不宜带皮食用。

养生功效

甜瓜可消暑清热、生津解渴、除烦等，能补充人体所需的能量及营养，帮助机体恢复健康。甜瓜中还含有转化酶，能帮助肾脏病人吸收营养，对肾病患者有益。甜瓜蒂中含有葫芦素 B，能减轻慢性肝损伤，从而阻止肝细胞脂肪变性及抑制纤维增生。儿童饮用甜瓜汁，对防治软骨病有一定作用。

最佳搭档

甜瓜 配

银耳：增强免疫力

蜂蜜：防治口臭

糯米：除烦利水

治肺热咳嗽

用料：甜瓜子 20 克。

做法：用甜瓜子煎汤汁饮用。

缓解水肿

用料：甜瓜、西瓜各适量。

做法：将甜瓜、西瓜去皮、子，切块后绞汁服用。

小偏方

肠痈肺痈：甜瓜子加白糖捣烂研细，用温开水冲服。

蔬果沙拉

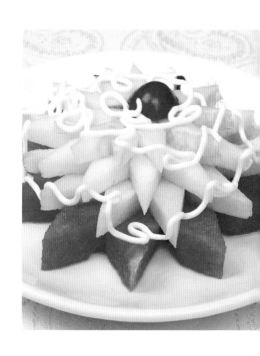

原料：甜瓜、哈密瓜各 200 克，黄瓜 100 克，
西瓜 250 克。

调料：沙拉酱适量。

做法：

1. 黄瓜洗净去皮，切块；

2. 甜瓜、哈密瓜、西瓜均去皮切块；

3. 将黄瓜与水果摆盘，淋上沙拉酱，拌匀后即
   可食用。

猕猴桃

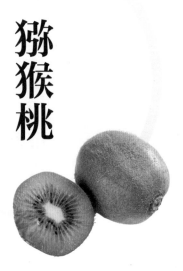

别名	奇异果、阳桃、狐狸桃、野梨、藤梨
性味归经	性寒，味甘、酸，归胃、膀胱经
每日适用量	1 个
热量	234416 焦耳 /100 克
适宜人群	高血压、高血脂、冠心病、尿道结石者
不宜人群	脾胃虚寒、先兆性流产、月经过多和尿频者
营养成分	蛋白质、碳水化合物、膳食纤维、维生素 C、维生素 E、维生素 A、钙、钾、镁

选购窍门 选择果实饱满、绒毛尚未脱落、软硬适中的。

保存方法 可装入保鲜袋后放入冰箱保存。将未成熟的果实和苹果放在一起，有催熟的作用。

清洗方法 用刷子将绒毛刷净，用清水冲洗。

食用宜忌 1. 猕猴桃不宜多食，特别是脾胃功能较弱的人，易引起腹痛、腹泻。
2. 早晨空腹吃 1 ~ 2 个猕猴桃，隔 1 小时后再进餐，可治便秘。

养生功效

鲜猕猴桃中维生素 C 的含量在水果中是最高的，还含有丰富的膳食纤维，可加快脂肪的分解，帮助消化、防止便秘，还能干扰黑色素生成，并有助于消除皮肤上的雀斑。猕猴桃有降低胆固醇和甘油三酯的作用，亦可抑制致癌物质的产生，能促进心脏健康，稳定情绪，对高血压、高血脂、冠心病、尿道结石也有预防和辅助治疗作用。

最佳搭档

猕猴桃 配

酸奶：促进肠道健康

生姜：一同榨汁饮用，可清胃止呕

燕麦：缓解女性经前综合征

防治冠心病

用料：猕猴桃 250 克，荸荠 200 克，西瓜 150 克。

做法：将以上 3 种食材去皮后榨汁饮用。

降血压、防便秘

用料：香蕉、猕猴桃块各适量，黑芝麻、白芝麻各 10 克，蜂蜜适量。

做法：黑芝麻、白芝麻炒熟，与水果块拌匀，淋上蜂蜜食用。

止反胃呕吐

用料：猕猴桃 300 克，生姜 30 克。

做法：将猕猴桃和生姜分别捣烂、绞汁，混合后分 3 次服用。

白果虾仁猕猴桃

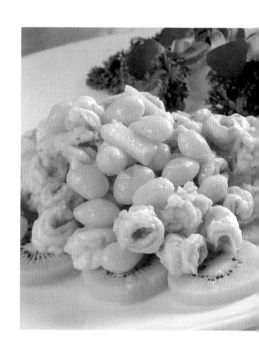

原料：鲜虾仁 250 克，白果 80 克，猕猴桃 2 个。

调料：植物油、食盐、姜汁各少许。

做法：

1. 白果洗净，焯一下水备用；

2. 虾仁从背部剖开，去泥肠，加姜汁腌一会儿；

3. 猕猴桃去皮洗净，切片；

4. 锅上火，放油烧热，下入虾仁炒至变色，再
   下入白果翻炒匀，加食盐调味，再加入猕猴
   桃片炒匀即可。

杜果

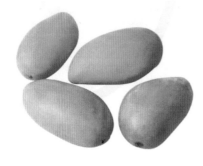

别名	庵罗果、檬果、蜜果、望果
性味归经	性凉，味甘、酸，归肺、脾、肾经
每日适用量	100 克
热量	238602 焦耳 /100 克
适宜人群	心血管疾病、咳嗽痰多、眩晕症患者、女性
不宜人群	糖尿病、皮肤病、风湿、溃疡、肿瘤患者
营养成分	矿物质、维生素、碳水化合物、膳食纤维

选购窍门　应选表皮光滑、平整、颜色均匀、软硬适中的果实。

保存方法　置于阴凉通风处保存。

食用宜忌　1. 杜果不宜一次食入过多，临床有过量食用杜果引发肾炎的报道。

2. 一般人一口气吃数个杜果会有失声之感，可马上用淡盐水漱口化解。

养生功效

杜果维生素A、维生素C的含量较高，有益于视力健康、延缓细胞衰老、提高脑功能、预防老年痴呆，还能润泽皮肤。常食杜果能降低胆固醇，有利于防治心血管疾病，所含的膳食纤维还能缩短粪便在肠内的停留时间，防治便秘。中医认为杜果是解渴生津的水果，有益胃、止咳生津及止晕眩等功效，甚至可治胃热烦渴、呕吐不适、晕车、晕船等症。

最佳搭档

杜果　配

牛奶、木瓜：美容养颜

猪瘦肉：清肺化痰

鸡肉、鸡蛋：补脾益气、防癌抗癌

止孕吐

用料：杧果 2 个。

做法：将杧果洗净，去皮取果肉切块，加水煎煮 10 分钟后饮用。

治闭经

用料：杧果片 20 克，桃仁 8 克，红花 5 克，当归、赤芍各 10 克，熟地 30 克。

做法：将所有材料放入锅中，加水煎服，每日 1 剂。

治疝气痛

用料：杧果核 50 克，白芍、荔枝核各 30 克，柴胡、川楝子、枳实各 9 克。

做法：将以上材料加水煎煮后服用，每日 2 剂。

杧果土豆泥

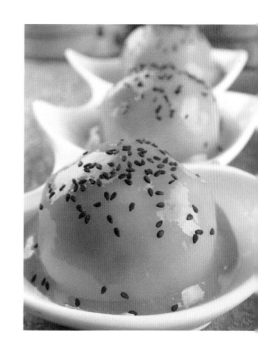

原料：土豆 750 克，杧果 2 个，熟黑芝麻 10 克。

调料：蜂蜜适量。

做法：

1. 土豆洗净去皮，切片，入蒸锅中蒸至熟软，趁热压成泥，装入碗中；

2. 杧果洗净，去皮、核后切块，放入料理机搅打成糊；

3. 将杧果与蜂蜜混合，淋在土豆泥上，撒上熟黑芝麻即可。

草莓

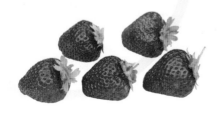

别名	洋莓、红莓、地莓、地果、士多啤梨
性味归经	性凉，味甘、酸，归肺、脾经
每日适用量	10 颗
热量	125580 焦耳 /100 克
适宜人群	心脑血管疾病患者，肺热咳嗽、口干声哑、食欲不振者
不宜人群	胃肠功能不佳、尿路结石者
营养成分	糖类、蛋白质、纤维素、有机酸、果胶、维生素、矿物质

选购窍门 应选择大小均等、果形完整、无畸形、外表鲜红且无碰伤、冻伤或病虫的新鲜草莓。

保存方法 将草莓带蒂包好勿压，放入冰箱保存。

清洗方法 将草莓洗净后再摘除蒂。可将草莓用淡盐水浸泡一会儿，既可杀菌，又可洗净。

食用宜忌 对阿司匹林过敏的人不宜多食草莓，以免加重病情。

养生功效

草莓富含多种有效成分，对动脉硬化、冠心病、心绞痛、脑出血、高血压、高血脂等，都有积极的预防作用。草莓中含有的果胶及纤维素，可促进胃肠蠕动，改善便秘，预防痔疮、肠癌的发生。草莓中还含有胺类物质，对白血病、再生障碍性贫血有一定疗效。中医认为草莓有润肺生津、健脾和胃、利尿消肿、解热祛暑之功效。

最佳搭档

草莓 配

牛奶：促进蛋白质的吸收，养心安神

枸杞子：补气养血

黄瓜：清热解毒、生津明目

治风热咳嗽

用料：草莓 60 克，雪梨 1 个。

做法：将草莓洗净，雪梨去皮、核切块，一同绞成汁后饮用。

治口舌糜烂、咽喉肿痛

用料：草莓 200 克，西瓜 350 克。

做法：将草莓、西瓜洗净后取果肉绞成汁饮用，每日 3 次。

治干咳无痰、日久不愈

用料：鲜草莓 200 克，冰糖适量。

做法：草莓去蒂洗净，与冰糖一同加水煮烂，每天 3 次分服。

水果爽锅巴

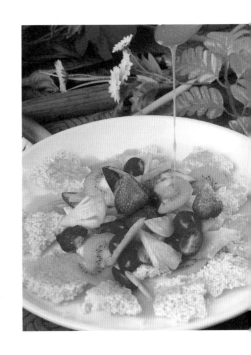

原料：草莓 200 克，苹果、香蕉、橙子各 150 克。

调料：沙拉酱适量。

做法：

1. 草莓洗净去蒂，切成块；

2. 苹果、香蕉、橙子分别洗净去皮，果肉切块；

3. 将所有水果装入盘中，加入沙拉酱拌匀即可食用。

葡萄

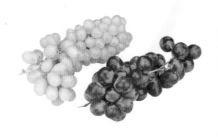

性味归经	性平，味甘、微酸，归肺、脾、肾经
每日适用量	100 克
热量	179998 焦耳 /100 克
适宜人群	贫血、神经衰弱、疲劳体倦、心悸盗汗、干咳少痰、水肿者以及儿童、女性
不宜人群	糖尿病患者、脾胃虚寒者不宜多吃
营养成分	蛋白质、糖类、胡萝卜素、维生素 B₁、维生素 B₂、维生素 C、酒石酸、草酸、柠檬酸、苹果酸及铁、磷、钾等

选购窍门 以颗粒饱满结实、果粒不易脱落、果皮光滑、皮外有一层薄霜的为好。

保存方法 放入冰箱保存。

清洗方法 在洗葡萄的水中加入一些面粉，来回摆洗，最后冲净即可。

食用宜忌 1.吃葡萄应连皮一起吃，因为葡萄的很多营养成分都存在于皮中。

2.吃葡萄后不宜立刻喝水，否则易腹泻，但是泻完后会不治而愈。

养生功效

中医将葡萄列为补血佳品，认为它可舒缓神经衰弱和疲劳过度，还能改善心悸盗汗、筋骨无力、面浮肢肿以及小便不利等症。葡萄主要含有葡萄糖，葡萄中大部分有益物质可以被人体直接吸收，对人体新陈代谢等一系列活动可起到良好的促进作用。葡萄中含有的白藜芦醇可以阻止健康细胞的癌变，并能抑制癌细胞扩散，所含的酒石酸能助消化，适量食用能和胃健脾，对身体大有裨益。

最佳搭档

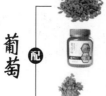

葡萄 配

枸杞子：促进新陈代谢、养血生血

蜂蜜：除烦止渴

芹菜：促进吸收，预防便秘

治慢性支气管炎

用料：葡萄 3 份，蜂蜜 2 份。

做法：葡萄洗净晾干，装入干净的罐内，倒入蜂蜜，盖好后置于凉爽处。每日饭后吃几颗。

防治胎动不安

用料：葡萄干 30 克，枣 15 克。

做法：将葡萄干与大米加水煎服。

补气血

用料：葡萄干 30 克，粳米 50 克。

做法：葡萄干与粳米一同煮成粥食用。

紫气葡萄

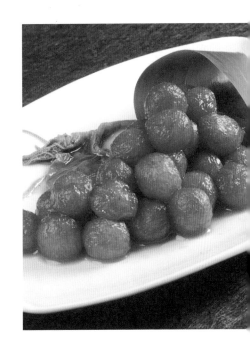

原料：葡萄 450 克，葡萄汁适量。

调料：白糖适量。

做法：

1. 葡萄洗净，剥去外皮备用；

2. 将葡萄汁倒入锅中烧开，下入葡萄、白糖煮 5 分钟；

3. 待水收干，盛出装入碗中，凉后放入冰箱冷藏 2 小时即可食用。

木瓜

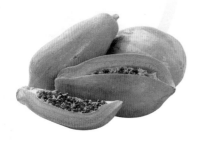

别名	乳瓜、番瓜、万寿果
性味归经	性温，味酸，归肝、脾经
每日适用量	100 克
热量	113022 焦耳 /100 克
适宜人群	营养缺乏、消化不良、肥胖、产后缺乳者
不宜人群	孕妇、过敏体质者
营养成分	糖分、氨基酸、膳食纤维、维生素、有机酸、苹果酸、酒石酸、枸橼酸、皂苷、类黄酮、番木瓜碱、木瓜蛋白酶、凝乳酶、胡萝卜素

选购窍门 要选择果皮完整无损伤、颜色亮丽的果实。

保存方法 常温下能储存 2~3 天，切开后要尽快食完。

食用宜忌 体质虚弱及脾胃虚寒的人，不要食用经过冰冻后的木瓜。

养生功效

木瓜成熟前所含的木瓜酵素是成熟木瓜的两倍，这种活性的木瓜酵素有助于蛋白质、糖类和脂肪的分解，成熟后的木瓜也具有相当高的营养价值，被美国科学家评定为营养最佳的水果之一。木瓜含有的木瓜酶对乳腺发育很有助益，有催奶的功效。常食木瓜还有美容、护肤、乌发、促消化、减肥的功效，特别是木瓜中的营养成分容易被皮肤直接吸收，从而使皮肤变得光洁、柔嫩、细腻，皱纹减少，面色红润。中医认为木瓜能理脾和胃、平肝舒筋、软化血管、抗菌消炎。

最佳搭档

木瓜 配

 莲子：养心安神

牛奶：清肠热、通便

 肉类：助消化

治痛风

用料：青木瓜 200 克，牛蒡 50 克。

做法：将青木瓜洗净，连皮切块，牛蒡洗净去皮切块，和木瓜一起放入锅中，加水中火熬煮 25 分钟左右，平常当水喝。

止干咳

用料：木瓜 100 克，银耳 15 克，杏仁 10 克，白果 15 克，冰糖适量。

做法：将木瓜洗净切块，银耳泡开，和杏仁、白果一起放入锅中加水炖煮半小时，加冰糖煮溶即可食用。

木瓜芥蓝炒百合

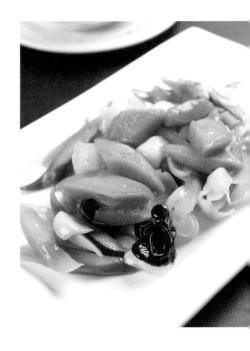

原料： 木瓜 200 克，芥蓝 250 克，鲜百合 50 克，黑木耳少许。

调料： 植物油、食盐、白糖各少许。

做法：

1. 芥蓝去叶洗净，将梗斜切成片；
2. 木瓜去皮、子后切块，黑木耳泡发开洗净；
3. 锅中放油烧热，下入黑木耳、芥蓝片翻炒一会儿，再加入百合炒匀，放入木瓜片，一同炒熟后加食盐、白糖调味即成。

柿子

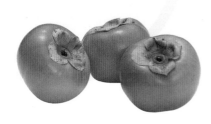

别名	朱果、米果、镇头迦、猴枣、红柿
性味归经	性寒，味甘、涩，归肺、大肠、心经
每日适用量	100 克
热量	297206 焦耳 /100 克
适宜人群	便秘、热咳、高血压、甲状腺患者
不宜人群	慢性胃炎、消化吸收等胃功能低下者，糖尿病、外感咳嗽、水肿患者及产后妇女
营养成分	蛋白质、糖类、维生素 C、胡萝卜素、单宁酸、柿胶粉、钾、磷、铁、碘、锌、铜、钙等

选购窍门 要选择果皮光滑、没有黑斑、果实完整、颜色红润的柿子。

保存方法 质硬的柿子可在成熟状态下保存。已经变软的柿子放入冰箱冷藏可保存 3~5 天。

食用宜忌 柿子皮不能吃，因为柿子中的鞣酸绝大多数集中在皮中，在柿子脱涩时，不可能将鞣酸全部脱尽，如果连皮一起吃更容易形成胃柿石。

养生功效

柿子含有大量的蔗糖、葡萄糖和果糖，有降低血压、预防动脉硬化之功效，维生素 C 和胡萝卜素的含量也较高，同时柿子含丰富的碘。柿子还含有果胶，这是一种可溶性膳食纤维，有良好的润肠通便作用，对于缓解便秘、保持正常菌群生长等有很好的功效。中医认为柿子性寒，具有清热止渴、润肺止咳、凉血止血的功效。

最佳搭档

柿子 配

 黑豆：清热解毒，治尿血

蜂蜜：治甲状腺肿大

 阳桃：清热降火

| 别名 | 蓝梅、笃斯、都柿、甸果、笃斯越橘、老鸹果 |

蓝莓

别名　蓝梅、笃斯、都柿、甸果、笃斯越橘、老鸹果

性味归经　性凉，味甘、酸，归心、大肠经

每日适用量　10~15 颗

热量　238602 焦耳 /100 克

适宜人群　心脏病、心血管病患者

不宜人群　胃酸过多、胃寒者

营养成分　丰富的蛋白质、膳食纤维、脂肪、花青素、维生素等，还有钙、铁、磷、钾、锌等矿物质元素

选购窍门　宜选颜色深紫，表皮完整均匀、有一层白雾，硬度适中的。

食用宜忌　蓝莓不可与牛奶等乳制品同食。蓝莓宜与蜂蜜同食，具有止咳的效用。

养生功效

蓝莓被世界粮农组织推荐为五大健康水果之一，也被称为"浆果之王"。蓝莓营养元素的含量均高于其他水果，特别是丰富的维生素 C 和花青素等，具有提高人体免疫力、预防癌症、抵抗心脏病、保护人体心脑血管健康、延缓衰老、强化视力等功效。蓝莓果胶丰富，可以稀释人体脂肪，同时有助于调节餐后血糖和肠道微菌群平衡，还对多种现代"文明病"起到很好的预防和辅助治疗作用。

蓝莓果蔬沙拉

原料：蓝莓 100 克，猕猴桃、橙子、黄瓜、圣女果各适量。

调料：沙拉酱适量。

做法：

1. 猕猴桃、橙子、黄瓜去皮切块；
2. 蓝莓、圣女果洗净；
3. 将所有果蔬装入盘中，淋入沙拉酱拌匀即可。

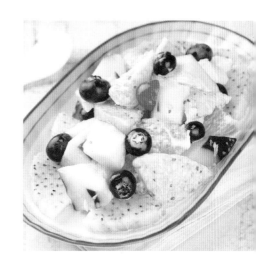

柚子

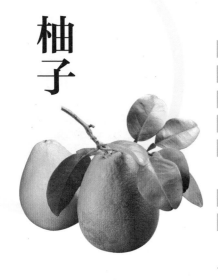

别名	壶柑、文旦、香栾、朱栾
性味归经	性寒，味甘、酸，归肺、脾经
每日适用量	200 克
热量	171626 焦耳 /100 克
适宜人群	脑血管疾病、糖尿病、肾病患者，食欲不振者、呼吸系统不佳的人以及女性
不宜人群	脾虚泄泻者、胃病和十二指肠溃疡者
营养成分	蛋白质、糖类、有机酸、维生素及钙、磷、镁等

选购窍门 要选体形圆润、表皮光滑、质地有些软、分量重者。

保存方法 阴凉通风处可保存 2 周。

食用宜忌 服药期间禁止食用柚子。

养生功效

柚子含有丰富的营养成分，能降血糖、降血脂、减肥、美容等。此外，由于柚子含有生物活性物质皮苷，可降低血液黏稠度，减少血栓形成，故而对脑血管疾病如脑血栓、脑卒中等有较好的预防效果。吃柚子能预防、治疗呼吸道疾病，尤以治疗感冒、咽喉疼痛为佳。中医认为柚子具有理气化痰、润肺清肠、补血健脾等功效，能治食少、口淡、消化不良等症，还能帮助消化、除痰止渴、理气散结。

最佳搭档

柚子 配

鸡肉：温中益气、下痰止咳

蜂蜜：理气和胃、润肺清肠

猪肚：健脾暖胃

番茄：适合糖尿病患者

止肺虚咳嗽

用料：柚子 1 个，公鸡 1 只。

做法：柚子去皮取肉，塞入公鸡腹内，隔水炖熟，饮汤吃鸡，每周 1 次。

缓解肝硬化的脘闷痞满、食少等症

用料：柚子 500 克，陈皮 9 克，红糖适量。

做法：柚子去皮、籽，榨汁。陈皮加红糖兑水同煎几分钟，再加柚子汁后饮服，每日 1 剂。

治老年性咳嗽气喘

用料：柚子皮适量。

做法：柚子皮用开水泡，代茶饮用。

蓝莓柚子捞

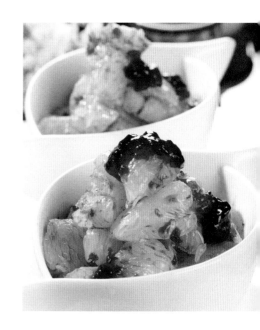

原料：柚子 500 克。

调料：蓝莓果酱适量。

做法：

1. 将柚子剖开，去皮和籽，取果肉撕成小块，装入碗中；
2. 将蓝莓果酱淋在柚子上，拌匀后食用。

哈密瓜

别名	洋香瓜、甘瓜、甜瓜
性味归经	性寒，味甘，归心、胃经
每日适用量	100 克
热量	142324 焦耳 /100 克
适宜人群	发烧、中暑、贫血、便秘、咳喘者，以及肾病、胃病患者
不宜人群	脚气病、腹胀、腹泻、糖尿病、黄疸患者
营养成分	糖类、维生素、膳食纤维、果胶、苹果酸、钙、磷、铁等

选购窍门　哈密瓜品种繁多，挑瓜时用手按一按，如果瓜身坚实微软，说明成熟度比较适中，用鼻子闻一闻，有香味的也是成熟度正好的。

保存方法　哈密瓜属于后熟果类，可以放在阴凉通风处储存一段时间，如已切开则要尽快食用。哈密瓜应轻拿轻放，因为瓜皮如果受损后容易变质腐烂。

食用宜忌　哈密瓜性凉，一次不宜吃得过多，以免引起腹泻，产后、病后要少食或不食。

养生功效

哈密瓜中铁的含量很高，对人体的造血机能有显著的促进作用。哈密瓜含糖量高，是夏季解暑较好的水果之一，也是女性很好的滋补水果。中医认为哈密瓜有利小便、除烦、止渴、防暑、清热解燥、止咳的作用，适用于发烧、中暑、口鼻生疮、贫血、便秘等症状。

最佳搭档

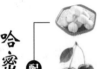

哈密瓜 配

百合：润肺止咳、清心安神

樱桃：提高营养

酸奶：提升营养价值

防治尿路感染

用料：哈密瓜适量。

做法：将哈密瓜去皮、子洗净，榨汁服用。

解暑降压

用料：哈密瓜、梨各适量。

做法：将哈密瓜和梨均取果肉切片，做成沙拉食用。

哈密瓜杧果爽

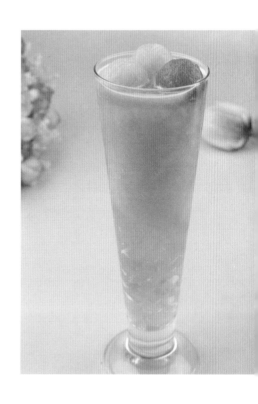

原料：哈密瓜、杧果各 400 克，小西瓜球、小杧果球各少许，冰块适量。

调料：白糖适量。

做法：

1. 哈密瓜洗净，去皮、子后切块，加白糖搅打成汁；

2. 杧果去皮、核后切块，也搅打成汁；

3. 将杧果、哈密瓜汁倒入杯中，加入冰块，再放上几个小西瓜球、小杧果球点缀即可。

火龙果

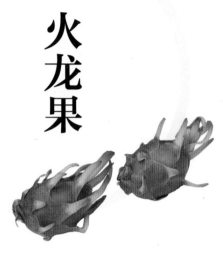

别名	红龙果、情人果、龙珠果、仙蜜果、玉龙果
性味归经	性凉，味甘、酸，归胃、大肠经
每日适用量	1个
热量	213486 焦耳 /100 克
适宜人群	肥胖者、贫血者、便秘者、心血管疾病患者、女性、中老年人
不宜人群	糖尿病人不宜多吃
营养成分	糖类、胡萝卜素、纤维素、蛋白质、花青素、多种维生素

选购窍门 要选择果皮鲜亮有光泽、触摸稍硬的火龙果。

保存方法 热带水果不宜放入冰箱中，以免冻伤而很快变质，放在阴凉通风处即可，建议尽快食用完。

食用宜忌 火龙果很少有病虫害，几乎不用使用任何农药就可以满足其正常的生长，是一种绿色环保的营养水果。储存时间过久的火龙果不宜食用。

养生功效

火龙果含有一种特殊的成分——花青素，它有抗氧化、抗自由基、抗衰老的作用，还能提高对脑细胞变性的预防能力，抑制痴呆症的发生。火龙果果肉中的黑色籽粒更有促进肠胃消化的功能。火龙果汁具有一定的抑制肿瘤生长、抑制病毒的作用。火龙果还具有促进眼睛保健、增加骨质密度、降糖降压、美白皮肤等功效。

最佳搭档

火龙果 配

 牛奶：缓解中毒，特别是重金属中毒

虾仁：补肾健脾

西米：健脾养胃

 银耳、雪梨：助吸烟、饮酒者排出毒素

缓解暑热伤津

用料：火龙果、蜂蜜各适量。

做法：将火龙果去皮切块，拌入蜂蜜食用。

降压降糖

用料：火龙果、酸奶各适量。

做法：将火龙果、酸奶搅打成奶昔饮用。

火龙果炒虾球

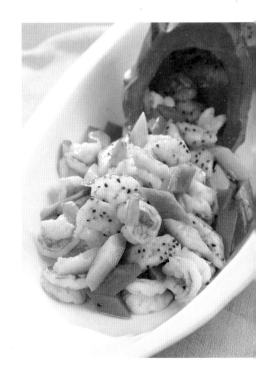

原料：火龙果 300 克，鲜虾仁 200 克，黄瓜、
胡萝卜各 120 克。

调料：植物油、食盐、姜粉各适量。

做法：

1. 鲜虾仁去泥肠洗净，加姜粉腌渍一会儿，火
龙果去皮切块备用；

2. 黄瓜、胡萝卜洗净，去皮切小块；

3. 锅中烧热油，先下入虾仁翻炒至变色，再加
入胡萝卜块、黄瓜块，继续炒 2 分钟左右，
加食盐调味，加入火龙果一同炒匀后即可。

桑葚

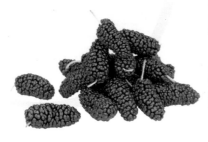

别名	桑枣、桑果、桑实、乌葚、黑葚、桑粒
性味归经	性寒，味甘、酸，归心、肝、肾经
每日适用量	50 克
热量	205114 焦耳 /100 克
适宜人群	女性、中老年人、心脑血管疾病患者、用眼过度者
不宜人群	糖尿病、脾胃虚寒者
营养成分	蛋白质、糖类、脂肪、苹果酸、维生素 A、维生素 B_1、维生素 B_2、维生素 C、铁、钠、钙、镁、磷、钾、胡萝卜素和花青素

选购窍门 应选紫红色或紫黑色，并且无汁液流出的完整果实。

保存方法 桑葚要放入冰箱才能保鲜。

食用宜忌 未成熟的桑葚不宜吃。过量食用桑葚容易发生溶血性肠炎。儿童不宜多吃，因桑葚含有鞣酸，会影响机体对铁、钙、锌等元素的吸收。

养生功效

桑葚含有氨基酸和很容易被人体吸收的果糖、葡萄糖，对心脑血管有保护作用。桑葚能营养肌肤，使皮肤白嫩，并能促进代谢、延缓衰老，还可促进肠液分泌，加强肠蠕动，防治便秘。常食桑葚可以明目，缓解眼睛疲劳及眼部干涩等症状。中医认为，桑葚有滋补肝肾、补血养颜、生津止渴、乌发明目之功效。

最佳搭档

桑葚 配

 小米：保护心血管

枸杞子：乌发明目

蜂蜜：除烦润燥、止渴提神

枣：补气养血

治月经不调

用料：桑葚 50 克，红花 3 克，鸡血藤 15 克，米酒适量。

做法：将所有用料放入锅中，加 2 碗水煎煮至约剩 1 碗，每日分 2 次温服。

促进胃肠蠕动、解燥热

用料：桑葚 100 克，苹果 80 克，白糖适量。

做法：将桑葚、苹果放入料理机中，加半杯凉开水，打成汁后加入白糖调匀饮用。

防治高血脂

用料：黑芝麻 60 克，桑葚 60 克，大米 30 克，白糖 10 克。

做法：将黑芝麻、桑葚、大米分别洗净捣烂，放入锅内加水煮熟，加白糖调味食用。

桑葚酸奶

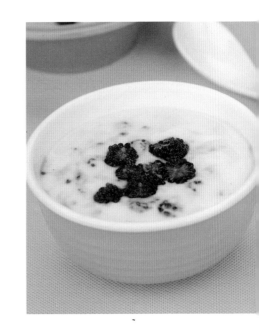

原料：桑葚 200 克，酸奶 500 毫升。

调料：白糖 1 匙。

做法：

1. 将桑葚洗净，去蒂；
2. 将酸奶倒入碗中，加入桑葚，再撒入白糖拌
   匀即可。

山楂

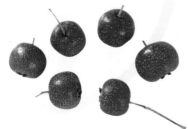

别名	红果、棠棣子、山里红、酸里红
性味归经	性微温，味甘、酸，归肝、胃经
每日适用量	3~5 个
热量	397670 焦耳 /100 克
适宜人群	积食、泻痢者
不宜人群	脾胃虚弱及气虚便溏者、孕妇
营养成分	蛋白质、膳食纤维、维生素 C、有机酸等

选购窍门 选择颜色深红、果实完整饱满、有清新香味的。

保存方法 可放于阴凉通风处，也可放入冰箱保存。

食用宜忌 1.食用山楂应有所节制，尤其是处于牙齿更替时期的儿童，长时间贪吃山楂制品，对牙齿生长不利，故吃完山楂后要及时漱口。

2.山楂能促进消化液分泌，患胃病的人不宜空腹喝山楂茶，特别是胃酸过多、胃炎、胃溃疡患者，更不宜饮用。

养生功效

山楂含多种有机酸，能增强酶的作用，促进动物性蛋白质的消化，有助于胆固醇转化。所以吃肉或油腻物后感到饱胀的人吃些山楂制品有消食的效果。山楂还可以利胆汁，促进胃液分泌。中医认为，山楂有消食健胃、活血化瘀、收敛止痢之功效，对肉积痰饮、泻痢肠风、产后恶露不净、小儿乳食停滞等均有疗效。

最佳搭档

山楂 配

 麦芽：治食积、嗳酸、食欲不振

 杭菊：改善心脏功能

 猪肉：治脾虚食滞

 干姜：治积滞、消化不良

防治高血脂

用料：干山楂、杭菊各6克，决明子10克。

做法：将干山楂、杭菊、决明子放入锅中，加水煎煮后代茶饮，每天1次。

改善腰痛

用料：干山楂片50克，核桃仁浆100克，白糖适量。

做法：干山楂片加水煎煮半小时，加入白糖和核桃仁浆，烧至沸即可，早晚各1次。

减肥

用料：鲜山楂、苹果各150克，白糖适量。

做法：将鲜山楂、苹果洗净去核，切成块，榨成汁，加白糖调匀后饮用。

山楂炖银耳

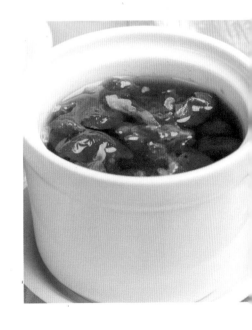

原料：山楂150克，银耳15克。

调料：冰糖适量。

做法：

1. 银耳泡软洗净，撕成片；

2. 山楂洗净，一剖两半，去籽备用；

3. 将银耳、山楂一同放入锅中，加水炖煮半小时，至银耳熟后加冰糖煮溶化即成。

石榴

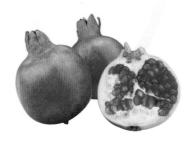

别名	安石榴、金罂、天浆、丹若
性味归经	性温，味甘、涩，归肺、大肠、肾经
每日适用量	1 个
热量	263718 焦耳 /100 克
适宜人群	出血、腹泻、心血管疾病患者，以及女性、老人、儿童
不宜人群	感冒、急性盆腔炎、尿道炎患者及便秘者
营养成分	碳水化合物、蛋白质、维生素 B$_1$、维生素 B$_2$、维生素 C、多种有机酸及钙、磷、铁等

选购窍门 以果实饱满、重量较重，且果皮表面色泽较深的为好。

保存方法 不宜保存，建议买回后尽快吃完。

食用宜忌 多食石榴会伤肺损齿，故食用要适量。

养生功效

石榴维生素 C 的含量比苹果、梨高 1~2 倍。石榴酸甜多汁，果汁含水量较高，有明显的收敛作用，能够涩肠止血，加之其具有良好的抑菌作用，所以是治疗腹泻、出血的佳品。石榴还能帮助消化吸收，增进食欲。石榴汁治疗心血管疾病的临床效果已经得到证实，石榴汁是一种比红酒、番茄汁等更有效的抗氧化果汁，其所含的多酚含量比绿茶高得多，可防止细胞癌变，能预防动脉硬化，是抗衰老和防治肿瘤的佳品。中医认为石榴具有生津止渴、涩肠止泻、杀虫止痢的功效。

最佳搭档

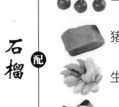

石榴 配

山楂：对痢疾有一定的治疗作用

猪瘦肉：促进铁的吸收

生姜：改善呕吐、痢疾、消化不良等症状

冰糖：生津止渴

治久泻久痢

用料：鲜石榴 1 个，食盐适量。

做法：将鲜石榴洗净，连皮捣碎，加少许食盐用水煎服，每天 3 次。

祛斑润肤

用料：石榴、猕猴桃、柠檬、苹果各适量。

做法：石榴取籽粒，猕猴桃、苹果去皮切片，柠檬切片，然后将处理好的水果榨汁饮用。

消炎杀菌，治口腔炎或喉痛

用料：鲜石榴 2 个。

做法：将鲜石榴剥开取籽粒，捣碎，以开水浸泡，凉后过滤，每日含漱数次。

石榴汁

原料：石榴 2 个。

调料：白糖少许。

做法：

1. 将石榴外皮洗净，剖开取果肉；
2. 将石榴果肉放入榨汁机中，榨取出汁液，过滤后倒入杯中；
3. 加入少许白糖搅匀即可。

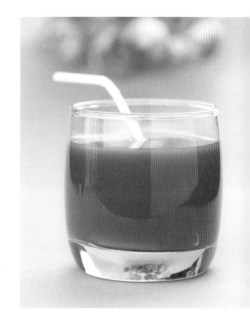

龙眼

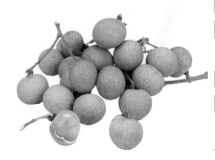

别名	桂圆、益智、羊眼（云南方言）
性味归经	性温，味甘，归心、脾经
每日适用量	6颗
热量	255346焦耳/100克
适宜人群	健忘失眠、面色萎黄、四肢乏力、心绪不宁者，中老年人，体弱者，女性
不宜人群	肺结核、慢性支气管炎患者及孕妇
营养成分	糖分、碳水化合物、膳食纤维、钙、磷、烟酸及多种氨基酸和维生素

选购窍门　颗粒较大、壳色黄褐、壳薄而脆、果肉透明、肉质结实的较佳。

保存方法　鲜品龙眼不宜保存，建议现买现食。干品可放置于阴凉干燥处密封。

食用宜忌　1.龙眼属温热食物，多吃易导致便秘，有上火发炎症状时不宜食用。
2.孕妇应慎食，因孕妇本身体质偏热，龙眼又是温热食物，食用过多会增加内热，容易发生动血、动胎、漏红、腹痛、腹胀等先兆性流产症状。

养生功效

龙眼果肉鲜嫩、果汁甜美，富含糖分、碳水化合物、多种氨基酸和维生素，其中尤以含维生素P居多，对中老年人而言，有保护血管、防止血管硬化变脆的作用。龙眼晒干后被称为桂圆，桂圆肉干被视为珍贵的滋补品，还有抑制癌细胞生长的作用。中医认为龙眼有补益心脾、养血宁神、健脑益智的功效，主治气血不足、心悸怔忡、健忘失眠、血虚萎黄，对病后需要调养及体质虚弱的人有辅助疗效。

最佳搭档

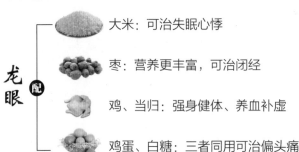

龙眼 配

大米：可治失眠心悸

枣：营养更丰富，可治闭经

鸡、当归：强身健体、养血补虚

鸡蛋、白糖：三者同用可治偏头痛

缓解失眠症状

用料：干龙眼肉 8 颗，干莲子 50 克，糯米 80 克。

做法：将干莲子、干龙眼肉、糯米均浸泡 3 小时，放入锅中加水煮成粥即可。

治贫血

用料：干龙眼肉 15 克，枣 20 克，红糖适量。

做法：将干龙眼肉、枣均泡发 2 小时，加水煮汤，最后加红糖煮溶即可食用。

治神经衰弱

用料：干龙眼肉 15 克，干莲子、芡实各 25 克。

做法：将用料一起洗净后浸泡 2 小时，加水炖煮至熟烂，于就寝前 1 小时服用。

冰水龙眼

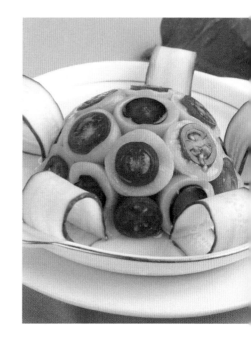

原料：新鲜大龙眼 150 克，圣女果、紫葡萄各 100 克，黄瓜片少许。

调料：冰糖少许。

做法：

1. 冰糖加半碗水煮至溶化，待凉后放入冰箱冷藏 2 小时；

2. 龙眼去壳，一剖两半去核；

3. 圣女果、紫葡萄均洗净，对半剖开；

4. 将圣女果、紫葡萄嵌入龙眼中，摆入盘中，周围摆上黄瓜片装饰，淋入冰糖水即成。

荔枝

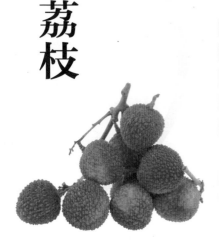

别名	丹枝、丹荔、丽枝、火山荔、荔果
性味归经	性温，味甘、酸，归心、脾经
每日适用量	6 颗
热量	251160 焦耳/100 克
适宜人群	胃寒、贫血、体质虚弱、口臭者，以及产妇、老人
不宜人群	上火或发炎症状的人，过敏体质者
营养成分	糖类、蛋白质、维生素 A、B 族维生素、维生素 C、苹果酸、柠檬酸及磷、铁等

选购窍门 以果实饱满紧硬、果柄鲜活不枯萎、果肉透明结实的为佳。如果果实头部较尖，表皮上的突起物较密集则表明还不够成熟。

保存方法 密封后置于阴凉处储存。

食用宜忌 荔枝不宜一次吃太多，大量食用鲜荔枝，会导致人体血糖下降，出现口渴、出汗、头晕、腹泻等症状，多食还有导致便秘的隐患。忌空腹吃荔枝，饭后半小时食用为佳。歌手或老师等职业者，每日吃三四个，对声带有保健作用。

养生功效

荔枝被誉为"岭南果王"，除了鲜食外，还可以晒干、酿酒、制醋、做药。荔枝含较多的糖类，如葡萄糖、果糖、蔗糖，还有其他有益的成分，具有补血健肺之功效，能促进血液循环，对心肺功能不佳的人有很好的补益作用。常食荔枝能补脑健身、开胃益脾，有促进食欲之功效。中医认为荔枝有生津、益血、健脑、理气、止痛等功效，对贫血、心悸、失眠、口渴、气喘有较好的疗效。

最佳搭档

荔枝 配 枣：治贫血、神经衰弱

冰糖：可改善脱发

治哮喘

用料：干荔枝肉 60 克。

做法：将干荔枝肉洗净，放入锅中，加水炖煮 20 分钟后服用。

治心悸不安

用料：干荔枝肉、干莲子各 30 克。

做法：将荔枝肉与莲子洗净浸泡 2 小时，一起放入锅中煮成汤汁，分 2 次服用。

止胃痛

用料：荔枝 5 颗，白酒 50 毫升。

做法：将荔枝去皮后浸入白酒中，再倒入锅中，加 1 碗水，煮 10 分钟即可服用。

荔枝滑鸡柳

原料：鸡胸肉 250 克，芦笋 100 克，荔枝 200 克，彩椒少许。

调料：植物油、食盐、生抽、姜粉、水淀粉各少许。

做法：

1. 鸡胸肉洗净切片，加姜粉、生抽拌匀腌渍；

2. 芦笋洗净切段，荔枝去壳、核，彩椒洗净切条；

3. 锅上火，放油烧热，下入鸡肉翻炒至五成熟，加入芦笋段、彩椒条炒匀，加食盐调味，再加入荔枝翻炒，最后用水淀粉勾薄芡即可。

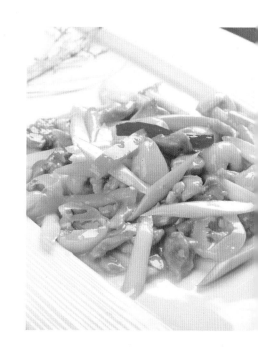

菠萝

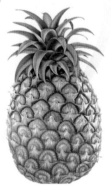

别名	凤梨、露兜子、黄梨
性味归经	性平，味甘、酸，归胃、肾经
每日适用量	约 100 克
热量	171626 焦耳 /100 克
适宜人群	肾炎、高血压、支气管炎患者
不宜人群	过敏者，消化道溃疡、严重肝或肾脏疾病、凝血功能障碍、发烧、湿疹、疥疮者
营养成分	蛋白质、糖类、膳食纤维、胡萝卜素、菠萝酵素、维生素 B_1、维生素 B_2、维生素 C、烟酸和有机酸等

选购窍门　要选择饱满、着色均匀、闻起来有清香味的果实。

保存方法　可以放入冰箱中，或在阴凉通风处保存。

食用宜忌　菠萝含有生物苷和菠萝蛋白酶，少数人可引起过敏，出现如腹泻、腹痛、全身发痒、皮肤潮红、甚至呼吸困难或休克等症状。将菠萝切成片用淡盐水或苏打水浸泡 20 分钟，可避免出现以上现象。

养生功效

菠萝为夏天医食兼优的时令佳果。菠萝中含有菠菜酵素，常被用来治疗心脏疾病、烧伤、脓疮和溃疡等，有着很好的效果。菠萝中含有一种叫"菠萝朊酶"的物质，有溶解阻塞于组织中的纤维蛋白和血凝块的作用，能改善局部的血液循环，消除炎症和水肿。菠萝汁有利尿作用，还可用于治疗支气管炎等症。中医认为，菠萝具有健胃消食、解热消暑、解酒、降血压、抗癌、补脾止泻、清热解毒等功用。

最佳搭档

菠萝 配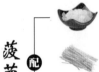

- 冰糖：生津止渴
- 茅根：清热利尿、止血
- 猪肉、鸡肉：促进消化吸收

解热

用料：菠萝肉 250 克。

做法：将菠萝肉切成块，榨成汁后加凉开水或少许食盐饮用。

治支气管炎

用料：菠萝肉 150 克，蜂蜜 25 毫升。

做法：菠萝肉加水煎煮，调蜂蜜服用，每日 2 次。

利尿消肿

用料：菠萝肉丁 100 克，粳米 50 克。

做法 菠萝肉丁用食盐水泡一会儿，粳米加水煮至黏稠时加入菠萝丁，煮沸后食用。

菠萝烩牛柳

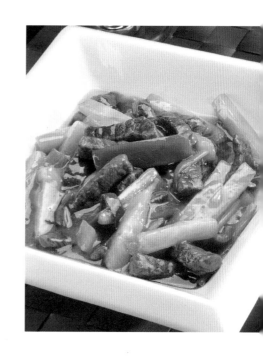

原料：牛里脊肉条 250 克，菠萝肉条 350 克，
青椒条、红椒条各少许。

调料：植物油、食盐、生姜粉、水淀粉、酱油、
醋、葱段、姜丝各适量。

做法：

1. 菠萝用淡盐水浸泡半小时，再沥干水备用；

2. 牛里脊肉条用生姜粉、酱油腌渍 20 分钟；

3. 锅中放油烧热，下入牛肉条翻炒 2 分钟，加
   入菠萝条炒匀，淋入适量水，烩至牛肉熟、
   水收干，加入剩余原料和调料即成。

枇杷

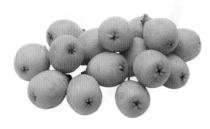

别名	芦橘、金丸、芦枝
性味归经	性凉，味甘、酸，归肺、胃经
每日适用量	6~10 个
热量	163254 焦耳/100 克
适宜人群	尤适宜肺燥咳嗽、胸闷痰多者
不宜人群	脾胃泄泻者、糖尿病患者谨慎食用
营养成分	果胶、胡萝卜素、纤维素、苹果酸、柠檬酸、钾、磷、铁、钙、多种维生素

选购窍门 要选择颜色金黄、颗粒完整、果面有茸毛和果粉的果实。

保存方法 在阴凉通风条件下保存，或放入冰箱中保存。

清洗方法 将枇杷放入水中，用小刷子刷净外皮。

食用宜忌 多食枇杷易助湿生痰，故食用要适量。枇杷仁有毒，不可食用。

养生功效

常食枇杷可止咳、润肺、利尿、健胃、清热，对肝脏疾病也有疗效，是重要的营养水果和保健果品。枇杷所含的有机酸，能刺激人体消化腺分泌，对增强食欲、促进消化、止渴解暑有很好的作用。中医认为枇杷能润肺止咳、和胃降逆，凡风热燥火等所引起的咳嗽、呕逆都可应用，是止咳、止呕的常用药物。枇杷果实及叶都有抑制流感病毒的作用，常吃可以预防感冒。枇杷叶晾干制成茶叶，有泄热下气、和胃降逆之功效，是止呕良品，可辅助治疗各种呕吐、呃逆。

最佳搭档

枇杷 配

 蜂蜜：润喉止咳、防治感冒

丁香、人参、生姜：治反胃、呕逆

 薏米：清肺散热

香蕉：清肺止咳功效倍增

止渴解暑

用料：枇杷 200 克，莲藕 100 克，百合 30 克，白糖少许。

做法：枇杷去皮、核后切块，莲藕洗净切薄片。莲藕先加水炖煮 10 分钟，再放入百合、枇杷煮 8 分钟，最后加少许白糖调味，凉凉后食用，也可放入冰箱冷藏一会儿后再食用。

治肺热咳嗽

用料：枇杷、雪梨、金橘各 150 克，冰糖适量。

做法：金橘洗净切块，雪梨去皮、核切片，枇杷去皮、核切块，将 3 种用料加水炖煮 10 分钟，放入冰糖煮至溶化，常饮。

百合枇杷炖银耳

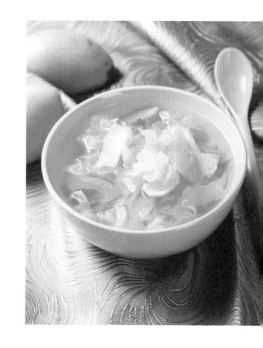

原料：鲜百合 30 克，枇杷 120 克，干银耳少许。

调料：冰糖适量。

做法：

1. 干银耳泡发开，去黄色的蒂，撕成小片；
2. 枇杷洗净去皮、核，切块，鲜百合洗净备用；
3. 将银耳片加水炖煮半小时，再放入枇杷、百合、冰糖，继续煮 10 分钟即可。

山竹

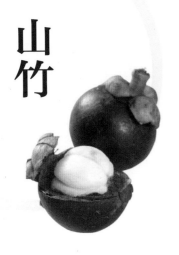

别名	山竺、莽吉柿、凤果、倒捻子
性味归经	性寒，味甘、酸，归脾、大肠、肺经
每日适用量	2个
热量	288834焦耳/100克
适宜人群	营养不良者、体弱者
不宜人群	肥胖、体质虚寒、心脏病、肾病患者不可多吃，糖尿病患者不宜食用
营养成分	膳食纤维、糖类、维生素 B_1、维生素 B_2、镁、钙、磷、钾等矿物质元素

选购窍门　要选择蒂绿、果蒂较多、果软的果实。

食用宜忌　过多食用易便秘。剥壳时不要将紫色汁液染在肉瓣上，会影响口感。

养生功效

山竹的生长对环境要求非常严格，因此是名副其实的绿色水果。山竹富含的蛋白质和脂肪，对皮肤不好的人有很好的食疗作用，饭后食用山竹还能分解脂肪，有助于消化。中医认为山竹具有降燥、清凉解热的作用。

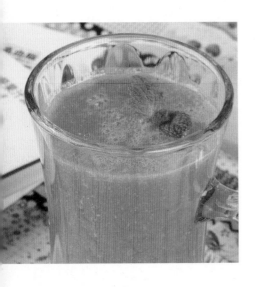

胡萝卜山竹汁

原料： 山竹500克，胡萝卜350克，柠檬1/4个。

调料： 白糖适量。

做法：

1. 山竹洗净外皮，取果肉备用；

2. 胡萝卜洗净后切块；

3. 将胡萝卜块、山竹果肉、柠檬榨成汁，加少许白糖搅匀即成。

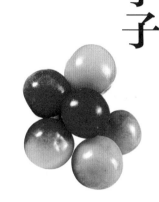

李子

别名	嘉庆子、玉皇李、山李子
性味归经	性平，味甘、酸，归肾、肝经
每日适用量	3~5 个
热量	150696 焦耳/100 克
适宜人群	发热、口渴、肝病腹水、贫血者以及女性
不宜人群	溃疡病，以及急、慢性胃肠炎患者
营养成分	糖类、多种氨基酸、维生素 B_1、维生素 B_2、维生素 B_{12}、维生素 C、胡萝卜素和钙、磷、铁等

选购窍门 要选择颜色均匀、颗粒完整、无虫蛀的果实。成熟的李子果肉软化、酸度降低。

食用宜忌 未熟透的李子不可食用。李子含较多的果酸，多吃易引发胃痛。

养生功效

李子能促进胃酸和消化酶的分泌，有增强肠胃蠕动的作用，同时具有清热生津、利水等功效。李子对肝有较好的保养作用，李子中的维生素 B_{12} 有促进血红蛋白再生的作用，对贫血者有益。李子还能乌发、养颜面，能使颜面光洁如玉。

李子布丁

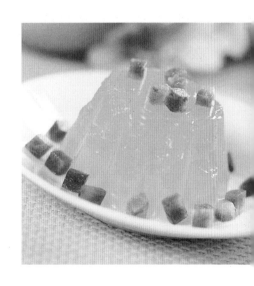

原料： 李子 150 克，橙汁适量，琼脂 10 克。

调料： 白糖适量。

做法：

1. 琼脂用温水泡软，再加入清水慢慢加热至溶化，加白糖煮溶，搅拌至黏稠，加入橙汁；
2. 搅匀后倒入模具中，凉后放冰箱冷藏至凝固；
3. 李子去皮、核，切小丁，撒在布丁上即可。

榴梿

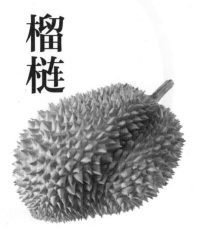

别名	金枕头、韶子、麝香猫果
性味归经	性热，味甘、辛，归肝、肺、肾经
每日适用量	80 克
热量	615342 焦耳 /100 克
适宜人群	体弱、体质偏寒者，产妇
不宜人群	肾病、心脏病、糖尿病、喉痛咳嗽者
营养成分	糖类、淀粉、蛋白质、膳食纤维、脂肪、维生素、铁、钙

选购窍门 要挑选多丘陵状的。成熟的榴梿果肉呈淡黄色，气味浓烈无酸味。

食用宜忌 当榴梿产生酒精味时，说明已变质。榴梿属燥热水果，不可多食。吃多了榴梿之后，可吃一些水分含量较大的水果，尤其是山竹，可缓解其热性。

养生功效

榴梿对人体有很好的滋补作用，有"一个榴梿抵得上 10 只老母鸡"之说，被称为"万果之王"。榴梿所具有的特殊气味有开胃、促进食欲之效，其中的膳食纤维能促进胃肠蠕动，有减肥之功效。中医研究认为，榴梿营养丰富，可滋养强身。榴梿全身是宝，其果壳煮骨头汤是很好的滋补品。

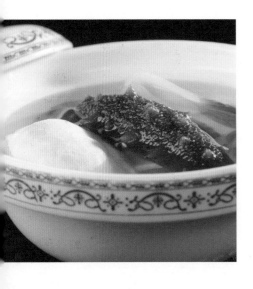

榴梿炖参王

原料： 水发大海参 1 只，榴梿 350 克，油菜心少许。

调料： 食盐、姜片各适量。

做法：

1. 海参收拾干净，榴梿取出果肉，榴梿壳洗净；

2. 锅中加水，下海参、姜片、榴梿壳炖煮开，转中小火炖 1 小时，捞出榴梿壳，下入榴梿肉和青菜，继续煮三四分钟，加食盐调味。

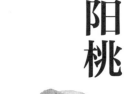

阳桃

别名	羊桃、杨桃、五敛子
性味归经	性平，味甘、酸，入肝、脾经
每日适用量	100 克
热量	121394 焦耳 /100 克
适宜人群	患有心血管疾病或肥胖的人
不宜人群	脾胃虚寒或有腹泻者

营养成分 糖类、苹果酸、柠檬酸、草酸、维生素 A、维生素 B$_1$、维生素 B$_2$、维生素 C、蛋白质、微量脂肪、钙、磷、铁、钾等

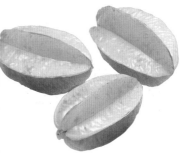

选购窍门 以色泽翠绿或鹅黄色、皮薄、果肉脆滑、酸甜可口、水分充足者为佳。

食用宜忌 肾脏病患者严禁在空腹或水分补充不足的情形下喝浓度过高的阳桃汁，以免引发急性肾衰竭。阳桃果心很小，宜去掉后再食用，以免消化不良。

养生功效

阳桃鲜果含糖量在各种鲜果中居首位，营养价值较高。阳桃含有丰富的纤维素，可以促进肠胃蠕动，帮助消化。中医认为阳桃具有生津止渴、利尿、清热降火、润喉爽声的功效。

阳桃炒牛肉

原料：阳桃片 200 克，牛肉片 300 克，红椒片少许。

调料：食用油、食盐、生粉、酱油、姜丝各适量。

做法：

1. 牛肉片加生粉、酱油、姜丝腌渍 10 分钟；
2. 锅放油烧热后下牛肉片翻炒至七八成熟，加入阳桃片、红椒片炒匀，加食盐调味即可。

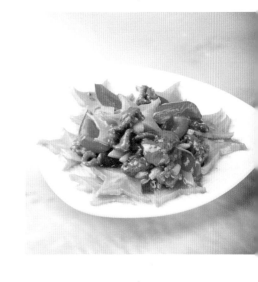

樱桃

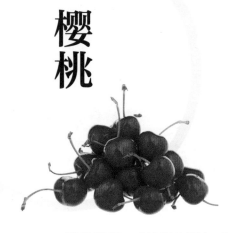

别名	车厘子、樱珠、朱果、荆桃、莺桃、牛桃
性味归经	性温，味甘，归脾、肝经
每日适用量	10~20 颗
热量	192556 焦耳 /100 克
适宜人群	痛风、关节炎、贫血、体虚、食欲不振者
不宜人群	发热、哮喘、咳嗽等患者不宜多食
营养成分	蛋白质、糖类、胡萝卜素、维生素 A、铁、钾、钙、磷等

选购窍门 应选颜色鲜艳、颗粒饱满、表面有光泽、有弹性的樱桃。

保存方法 放入冰箱可存放 3 天。

清洗方法 需浸泡，因为樱桃经雨淋后，内生小虫，肉眼难以看见，用清水浸泡一段时间，小虫就能出来。

食用宜忌 樱桃性温，不宜多食。若食用过多有轻度不适，可用甘蔗汁来清热解毒。

养生功效

樱桃的含铁量居各种水果之首，具有促进血红蛋白再生的功效，既可防治缺铁性贫血，又可养颜驻容、除皱消斑，使皮肤嫩白中透着红润，同时增强体质，健脑益智。美国的科学家认为，樱桃具有和阿司匹林一样的药效。中医认为樱桃味甘性温，具有解表透疹、补中益气、健脾和胃、祛风除湿的功效，对病后体虚、倦怠少食、脾虚腹泻、肾虚腰腿疼痛、活动不灵、遗精等能起到辅助治疗作用。

最佳搭档

樱桃 配

 枸杞子：可治疗血虚劳损、头晕乏力、腰膝酸软

 哈密瓜：促进铁的吸收

 银耳：强精补肾

 枇杷、菠萝：促进食欲、帮助消化、健脾和胃

缓解关节炎、痛风

用料：樱桃适量。

做法：关节炎、痛风病人每天食用一点樱桃，对缓解症状有帮助。

降压

用料：樱桃适量。

做法：将樱桃洗净，榨汁饮用。

风湿腰痛：在 500 毫升黄酒内放入 200 克樱桃，浸泡 1 个月后饮用。

烧伤：鲜樱桃绞汁涂于患处，可止痛、防止起泡化脓。

樱桃银耳羹

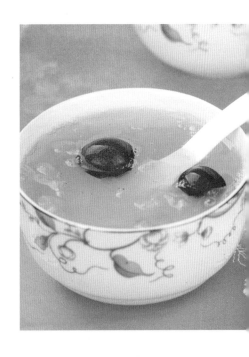

原料：银耳 15 克，樱桃 50 克。

调料：白糖少许。

做法：

1. 银耳加水泡发开，去黄色的硬蒂，撕成小片；

2. 樱桃放入淡盐水中浸泡 15 分钟，再用清水冲净备用；

3. 将银耳放入锅中，加适量水煮开，转中小火炖煮至黏稠，放入樱桃，再煮 2 分钟，加白糖调味即可。

柠檬

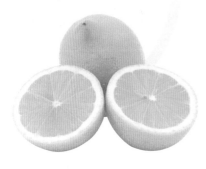

别名	柠果、檬子、洋柠檬、益母果
性味归经	性平，味酸、辛，归脾、胃、肺经
每日适用量	25 克
热量	146510 焦耳 /100 克
适宜人群	口干烦躁、消化不良者，胎动不安的孕妇，肾结石、高血压、心血管疾病患者
不宜人群	发热、胃溃疡、糖尿病患者
营养成分	糖类、维生素 A、维生素 B$_1$、维生素 B$_2$、维生素 C、钙、磷、铁、有机酸、类黄酮、类固醇、橙皮苷、果胶等

选购窍门 要选果皮有光泽、颜色橙黄、新鲜而完整无损伤、有弹性的果实。果蒂的下方呈绿色则表明柠檬很新鲜，在手上轻掂，感觉沉重的代表果汁较丰富。

保存方法 柠檬需放入冰箱中保存。

食用宜忌 1. 柠檬不能像其他水果一样生吃鲜食，而多用来制作饮料或调味。

2. 高血压、心血管疾病患者常饮柠檬汁，对改善症状、缓解病情非常有益。

3. 尽量不要在空腹时饮用柠檬汁，以免造成肠胃不适。

养生功效

柠檬果实中维生素 C 含量丰富，还含有大量的有机酸等营养物质，可以促进新陈代谢、延缓衰老、增强免疫力。同时，柠檬也是美容佳品，可消除皮肤的色素沉着，使皮肤光滑细腻。中医认为柠檬有止渴生津、祛暑、安胎、健胃疏滞、止痛等功能。

最佳搭档

柠檬 配

肉类：可以除去肉类的油腻

荸荠：清热、生津、止渴

食盐：治疗伤寒、痰火

降压

用料：柠檬半个，去皮荸荠 10 个。

做法：将柠檬和去皮荸荠一起用水煮，汤汁当水饮用。

治流行性感冒

用料：柠檬 1 个。

做法：将柠檬洗净，放入烤箱烤 20 分钟取出，再冲入热水，每天喝 600 毫升左右。

治痰热咳嗽

用料：柠檬 100 克，胖大海 5 枚。

做法：将柠檬与胖大海加水煎服，每日 1 ～ 3 次。

柠檬蜇头

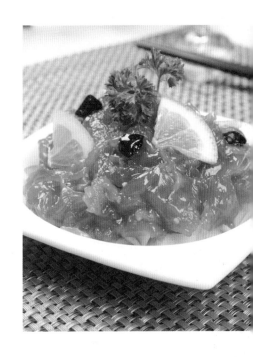

原料：柠檬 80 克，海蜇头 250 克，黄瓜 200 克。

调料：植物油、食盐、白糖、干辣椒、醋各适量。

做法：

1. 黄瓜去皮洗净切块装碗备用，柠檬洗净切片；

2. 海蜇头浸泡后洗净泥沙，切成片，再放入沸水中稍焯，捞出沥干水分；

3. 植物油倒入锅中烧热，爆香干辣椒，加醋、食盐、白糖，倒在海蜇片上拌匀；

4. 将拌好的海蜇片倒在黄瓜块上，再加入柠檬片拌匀即可。

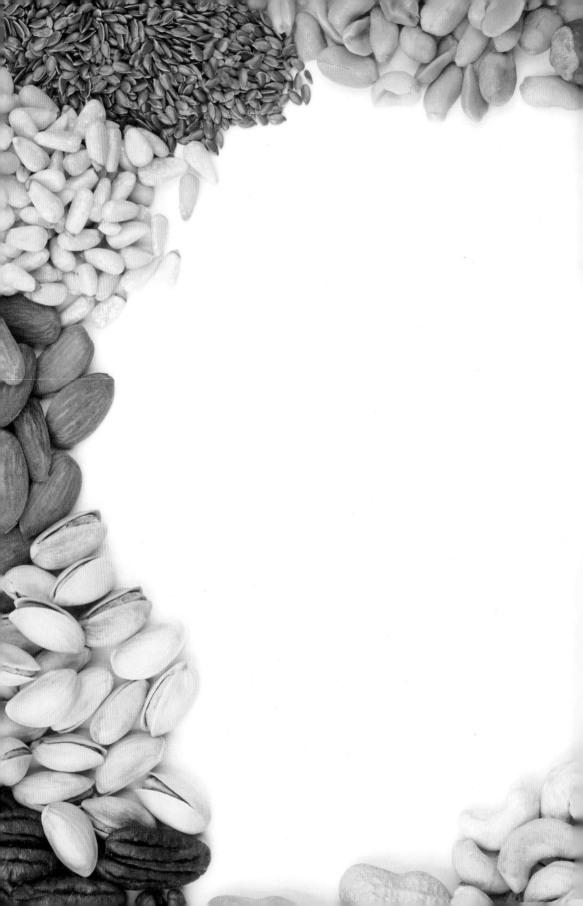

第 4 章

干果篇

　　干果即果实成熟时果皮呈干燥状态的果子或者加工后的果实，包括核桃、板栗、松子、莲子、杏仁等。干果大多含有丰富的蛋白质、维生素、矿物质和脂质等，与蔬菜和水果相比，它具有某些特殊的营养保健功效，对补充能量、保护心血管、补充脑部营养、抗氧化都大有裨益。

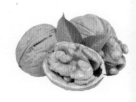

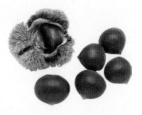

核桃

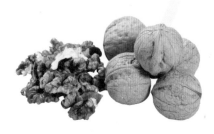

别名	胡桃、姜桃、万岁子、长寿果
性味归经	性平，味甘、微苦，归肺、肾经
每日适用量	30 克
热量	2624622 焦耳 /100 克
适宜人群	一般人均可。尤其适宜动脉硬化、高血压和冠心病病人，以及孕妇、老年人
不宜人群	泄泻者，痰热喘咳、阴虚有热者
营养成分	蛋白质、脂肪、膳食纤维、维生素及钙、铁、磷、钾、钠等

选购窍门　以大而饱满、色泽黄白、油脂丰富、无油臭味且味道清香的为佳。

保存方法　带壳核桃风干后较易保存，核桃仁则应用有盖的容器密封装好，于阴凉、干燥处存放。

食用宜忌　1. 核桃可入粥、入菜、煲汤，还可加工成各种糕点食用。

2. 核桃含有较多的脂肪，一次吃得太多会影响消化。

养生功效

核桃有润肺、补肾、壮阳、健肾等功能，是温补肺肾的理想滋补食品。核桃还能润血脉、黑头发，让皮肤细腻光滑，核桃含有丰富的磷脂和赖氨酸，能有效补充脑部营养、健脑益智、增强记忆力。核桃含有的亚油酸和大量的维生素 E，可提高细胞的生长速度，减少皮肤病，预防动脉硬化、高血压、心脏病等疾病，是养颜益寿的上佳食品。核桃含脂肪、磷脂较高，可维持细胞正常代谢，增强细胞活力，防止脑细胞衰退，是良好的健脑食品。

最佳搭档

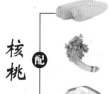

核桃 配

玉米：延缓衰老，预防脑功能退化，增强记忆力

芹菜：降压、益肾、补肝

百合：润肺益肾、止咳平喘

润肺补肾

用料：甜杏仁、核桃仁各 250 克，蜂蜜 500 毫升。

做法：将杏仁炒至黄色，加水煮 1 小时，再下核桃仁，收汁后关火，稍凉后加入蜂蜜拌匀，每次服 3 克，日服 2 次。对肺肾两虚性久咳、久喘等症有改善作用。

预防脑卒中

用料：核桃仁 50 克，鸡肉 200 克，鲜芡实 30 克，食用油、食盐、生粉、蛋清、葱末、姜末各适量。

做法：将核桃仁用沸水泡后去皮，鸡肉洗净切丁，加食盐、生粉、蛋清拌匀，油锅烧热将核桃仁倒入炸透，捞出，锅中留少许油，下入鸡肉丁、鲜芡实及葱末、姜末一同滑炒，加食盐调味后倒入核桃仁炒匀，常食。

韭菜核桃仁

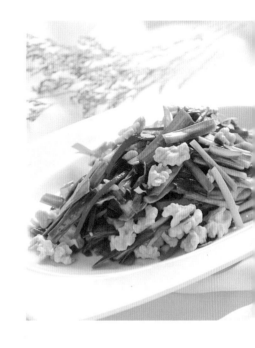

原料：韭菜 200 克，核桃仁 250 克，红椒 1 个。

调料：植物油、食盐、鸡精各少许。

做法：

1. 韭菜去老叶洗净，切成段；

2. 核桃仁洗净后焯一下水，红椒洗净切丝备用；

3. 锅中放油烧热，下入核桃仁翻炒一下，加入韭菜段、红椒丝，一同翻炒 2 分钟，加食盐、鸡精调味即成。

板栗

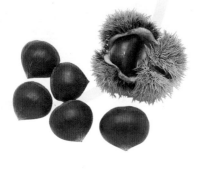

别名	中国栗、栗子、毛栗、栗实
性味归经	性温、平，味甘，归脾、胃、肾经
每日适用量	80 克
热量	887432 焦耳 /100 克
适宜人群	肾虚、大便溏泻、气管炎咳喘者，中老年人
不宜人群	婴幼儿，消化不良、风湿病患者
营养成分	碳水化合物、蛋白质、脂肪、维生素 B_1、维生素 B_2、维生素 C、膳食纤维、单宁酸、胡萝卜素及铁、钙、磷、钾

选购窍门 以外壳红亮有光泽、颗粒饱满坚实、无霉变、无虫害的为好。

保存方法 板栗风干后或晒干后连壳可保存较长时间，放在干燥处防霉变即可。

食用宜忌 1. 板栗生吃难消化，熟食又易滞气，所以一次不宜多食。

2. 吃了发霉变质的板栗会引起食物中毒，要慎重。

养生功效

板栗为补肾强骨之果，其含有的胡萝卜素含量是花生的 4 倍，维生素 C 含量是花生的 18 倍，有很好的预防癌症、降低胆固醇、防止血栓形成、阻止病毒、细菌侵袭的作用，也是抗衰老的营养食品。因动脉硬化所引起的高血压老人，可多食用板栗。板栗所含的葡萄糖等营养素，能消除疲劳，恢复体力。维生素 B_2 缺乏症患者，每天吃适量的糖炒栗子可以改善症状。食板栗还可改善慢性气管炎症状。

最佳搭档

板栗 配

 枣：健脾补肾，治肾虚尿频

 鸡肉：补肾虚、益脾胃，强身壮体

白菜：健脑益肾

止腹泻

用料：板栗粉、白糖各适量。

做法：将板栗粉加清水调匀，倒入锅中煮熟成糊，加白糖调味后食用。

止咳祛痰

用料：板栗肉 80 克，玉米须 6 克，冰糖 50 克。

做法：将板栗肉、玉米须、冰糖加清水煮至水收一半、板栗熟。

健脾开胃

用料：板栗 250 克，鸡半只，食盐、酱油各适量。

做法：将鸡切块，加食盐、酱油调味，置于砂锅内和板栗一起焖煮熟。

板栗烧仔排

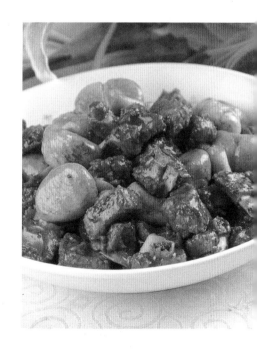

原料：仔排 500 克，板栗 400 克。

调料：植物油、食盐、酱油、料酒、香叶、葱段、姜片、蒜瓣各适量。

做法：

1. 将板栗去壳洗净备用；

2. 仔排洗净剁成块，焯烫 5 分钟，盛出沥水；

3. 锅中放入油烧热，下入仔排块翻炒匀，加入葱段、姜片、蒜瓣、香叶，炒出香味后烹入酱油、料酒，炒上色后注入适量水，烧沸后下入板栗，焖煮至仔排熟烂，放食盐调味。

松子

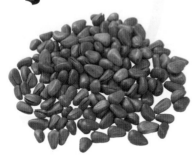

别名	松子仁、海松子、罗松子
性味归经	性温，味甘，归肝、肺、大肠经
每日适用量	20 克
热量	2591134 焦耳 /100 克
适宜人群	女性、孕妇、中老年人、学生，以及大便干结者、慢性支气管炎者、心血管疾病患者
不宜人群	大便溏泻者、胆功能严重不良者
营养成分	蛋白质、脂肪、碳水化合物、维生素 E、铁、磷、锰

选购窍门 要选择色泽红亮、个头大、仁饱满的松子。品质好的松子从表面上看颗粒均匀，但开口不均匀，吃起来有清香味。

保存方法 密封于阴凉、干燥、通风处保存。

食用宜忌 1. 松子油性比较大，不宜大量进食，当零食吃效果较好。

2. 松子存放时间长了会产生油哈喇味，不宜再食用。

养生功效

松子含有丰富的维生素 E 和铁，不仅可以减轻疲劳，还能延缓细胞老化，改善贫血。老年人每天适量食用，也可活络通血、减少皱纹。松子中的磷和锰含量丰富，对大脑和神经有补益作用，是健脑佳品，对老年痴呆症也有很好的预防作用。松子还可增加呼吸系统的防御能力，缓和支气管炎、咳嗽多痰等症状，并能降低心血管疾病的发生率，促进神经的传导功能，帮助气血循环、滋补强壮、提升肠胃和肺功能、预防便秘，还可预防骨质疏松。

最佳搭档

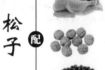

松子 配

鸡肉、兔肉：增进智力发育、增强免疫力

核桃：益气补虚、通便养血

黑豆：滋补强壮、活血祛风

止胃痛

用料：松子仁 30 克，干银耳 10 克，陈皮 5 克，鸡蛋 1 个，冰糖少许。

做法：将干银耳泡发，与松子仁、陈皮、鸡蛋一同加水同煮成羹，加少许冰糖调味即成。

通便

用料：松仁 15 克，大米 40 克。

做法：将大米加水煮粥，再将松仁打成粉状，放入粥中煮 2 分钟，空腹食用。

治慢性支气管炎

用料：松子仁、蜂蜜各适量。

做法：将松子仁捣烂，加蜂蜜煮食。

松仁芥菜

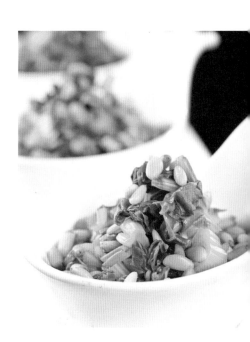

原料：松仁 100 克，芥菜 400 克。

调料：植物油、食盐各少许。

做法：

1. 芥菜洗净，锅中放水烧开，下入芥菜稍焯一下，捞出挤干水后切短段；

2. 锅上火，放油烧热，倒入松仁小火炒香；

3. 加入芥菜段，转大火快速翻炒匀，加食盐调味后即可出锅装盘。

莲子

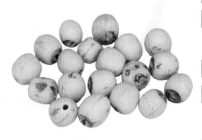

别名	藕实、莲肉、莲蓬子
性味归经	性平，味甘、涩，归脾、肾、心经
每日适用量	30~50 克
热量	1439984 焦耳 /100 克
适宜人群	中老年人、体虚者、失眠者、食欲不振者、癌症患者非常适宜食用
不宜人群	大便秘结、脘腹胀闷者慎食
营养成分	淀粉、蛋白质、多种维生素、钙、磷、钾及莲心碱、芸香、乌胺

选购窍门 以颗粒大、均匀饱满的为好。

保存方法 干品莲子可放入有盖密封容器内，置于阴凉、干燥、通风处保存。

食用宜忌 1. 发黄、变霉的莲子不宜食。

2. 莲子心虽性味苦寒，但有清热、固精、安神、强心、降压之效。心火大、脾气躁者适宜食用，气脾虚弱者则不宜用。

养生功效

莲子含有多种无机盐和维生素，其中丰富的钙质不仅能固齿，还具有促进凝血，使某些酶活化、维持神经传导性、镇静、安神、养心等作用。尤其莲子中钾元素含量为所有的植物食品之冠，对维持肌肉的兴奋性、心跳规律和各种代谢有重要的作用。中医认为莲子可治疗脾虚泄泻、心悸不安、失眠、多梦、食欲不振、男子遗精滑精、妇女月经过多、白带过多等，它的特点是既能补，又能固，所以可补中止泻、安中固精。

最佳搭档

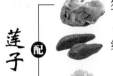

莲子 配

猪肚：补益作用增强，适合营养不良和气血两虚者

红薯、山药：养心安神

银耳、木瓜、百合：养颜安神

治神经衰弱

用料：莲子 25 克，桂圆肉 5 颗，芡实 30 克。

做法：将芡实、莲子、桂圆肉一同放入锅中，加水熬煮成汤，1 日 1 次饮用。

改善消化不良

用料：莲子 20 克，枣 30 克，大米 80 克。

做法：将莲子、枣浸泡 3 小时，和大米一同熬煮成粥。

预防癌症

用料：莲子 60 克，百合 40 克，银耳 10 克，冰糖适量。

做法：将莲子加适量水煮 15 分钟，再加入泡发开的银耳、百合、冰糖煮成羹常食。

百合莲子棒骨汤

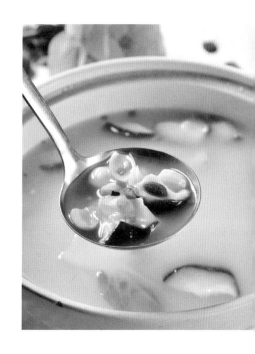

原料： 干莲子 80 克，鲜香菇 150 克，鲜百合 50 克，棒骨 500 克，枸杞子少许。

调料： 食盐、姜片、葱花各适量。

做法：

1. 干莲子提前泡 3 小时，鲜香菇洗净切块；

2. 将棒骨洗净，入沸水中焯烫 5 分钟，捞出再放入锅中，加足量的水炖煮 30 分钟；

3. 下入干莲子煮 1 小时，放入香菇、百合、枸杞子、姜片，继续煮半小时即可加食盐调味，并撒入葱花即成。

南瓜子

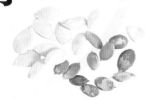

别名 南瓜仁、倭瓜子

性味归经 性平，味甘，归胃、大肠经

每日适用量 50 克

热量 2402764 焦耳 /100 克

适宜人群 一般人均可食用，尤其适宜男性、糖尿病患者、儿童

营养成分 脂肪酸、胡萝卜素、B 族维生素、泛酸及镁、锌等

选购窍门 以瓜体饱满、厚实、具有光泽、洁净无斑点者为最佳。

保存方法 干南瓜子应用塑料袋装好，尽量排出空气，再放入有盖容器内。

食用宜忌 不宜过多食用南瓜子，胃热病人要少吃，否则会感到脘腹胀闷。

养生功效

南瓜子含有丰富的锌，能治疗男性前列腺的肿瘤病变，或因前列腺肿胀所引起的尿失禁、精液带血等症状。南瓜子还含有丰富的泛酸，这种物质可以缓解静止性心绞痛，并有降压的作用。南瓜子有相当好的杀虫效用，对急性血吸虫患者产生的发热、食欲不振等症状有缓和作用。中医认为南瓜子具有消水利肿、驱虫功效，对产后手脚水肿、百日咳、痔疮、蛔虫病有不错的疗效。

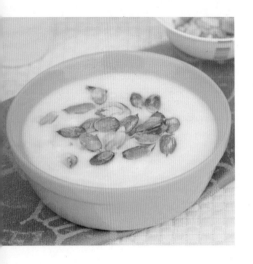

南瓜子酸奶

原料： 熟南瓜子 50 克，原味酸奶 250 毫升。

做法：

1. 将熟南瓜子去壳，取果仁备用；

2. 原味酸奶倒入碗中，撒入南瓜子仁，搅匀即可食用。

开
心
果

别名	阿月浑子、胡榛子、绿仁果、无名子
性味归经	性温，味辛、涩，归心、肾、脾经
每日适用量	50 克
热量	2570204 焦耳 /100 克
适宜人群	体虚者、便秘者、女性
不宜人群	肥胖者、腹泻者
营养成分	蛋白质、脂肪、糖类、维生素 A、维生素 E、

钙、铁、磷、钾、钠、纤维素

选购窍门 以颗粒饱满、完整，果仁肥大的为佳。果仁为绿色的比黄色的要新鲜。

保存方法 密封于干燥、通风处保存。

食用宜忌 开心果必须熟食，储藏时间太久的开心果不宜再食用。

养生功效

开心果是高营养的食品，对身体有很好的补益作用，能保护心脏，抗衰老，增强体质。开心果中含有丰富的油脂，有润肠通便的作用，有助于机体排毒。中医认为开心果能温肾暖脾、补益虚损、调中顺气。

盐焗开心果

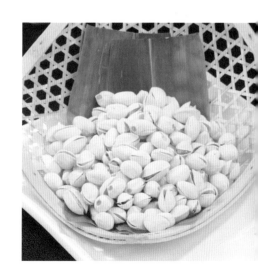

原料： 开心果 500 克。

调料： 食盐 1000 克。

做法：

1. 将食盐倒入锅中，大火慢慢翻炒；

2. 炒 5 分钟左右至食盐泛黄，加入开心果，转中火翻炒；翻炒 20 分钟左右，至开心果仁焦香，盛出过筛，筛去食盐粒后即可食用。

杏仁

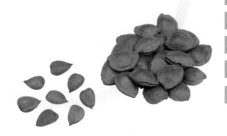

别名	杏核仁、木落子
性味归经	味甘，性平，入肺、大肠经
每日适用量	15 克
热量	2352532 焦耳/100 克
适宜人群	便秘者、咳嗽者
不宜人群	泄泻者
营养成分	蛋白质、脂肪、膳食纤维、多种维生素、多种矿物质、儿茶酚、苷、黄酮类等

选购窍门　以外皮棕黄、颗粒均匀饱满、果仁白嫩者为佳。

保存方法　用密封容器装好，置于阴凉、通风、干燥处。

食用宜忌　杏仁有苦杏仁和甜杏仁两种。苦杏仁能止咳平喘，润肠通便。甜杏仁偏于滋润功效，有一定的补肺作用。苦杏仁一般用来入药，有小毒，但经炸炒后，有害物质会挥发或分解，可以放心食用，但不宜多吃。

养生功效

杏仁含不饱和脂肪酸，能预防动脉硬化，降低胆固醇，还能显著降低心脏病和很多慢性病的发病危险。杏仁中镁、钙含量丰富，对骨骼的生长极为有利，而含有的脂肪油与挥发油更可滋润肌肤，改善皮肤血液状态，使肌肤光滑细致、白嫩有弹性。中医临床常将其用于润肺止咳，可治疗咳嗽、气喘、痰多等症，对干性、虚性咳嗽尤为有效。

最佳搭档

杏仁 配

梨：止咳平喘效果更显著

菊花脑：疏风散热、平肝明目、清热解毒

牛奶：润肤美容

止咳平喘、润汤通便

用料：杏仁 25 克，核桃仁 30 克，蜂蜜 50 毫升。

做法：将核桃仁与杏仁洗净放入锅中，再放蒸锅中蒸熟，稍凉后拌入蜂蜜服食。

治寒气胃痛

用料：杏仁 10 克，白胡椒 3 克。

做法：将两种材料共同研成细末，一日内分 2 次服完。

治慢性气管炎

用料：带皮苦杏仁、冰糖各适量。

做法：取等量杏仁和冰糖研碎混合，制成杏仁糖，早晚分服 10 克，10 天为一疗程。

芝麻杏仁粥

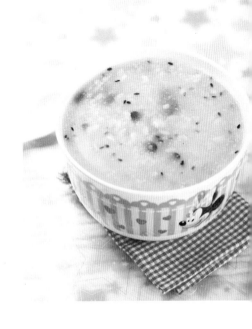

原料：甜杏仁 80 克，黑芝麻 20 克，大米 50 克。

做法：

1. 甜杏仁用热水浸泡半小时；

2. 黑芝麻洗净备用；

3. 大米淘净后加水煮开，放入甜杏仁、黑芝麻，中小火煮至粥成即可。

枣

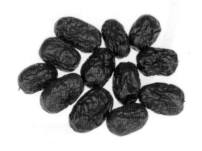

别名	大枣、红枣、良枣
性味归经	性温，味甘，归脾、胃经
每日适用量	50 克
热量	510692 焦耳 /100 克
适宜人群	贫血者、体弱者
不宜人群	痰多者和大便秘结、腹胀、胃胀者
营养成分	蛋白质、脂肪、膳食纤维、糖类、多种维生素、有机酸、黏液质和钙、磷、铁等

选购窍门　要选择颜色红润、无虫蛀、无损伤的枣。

保存方法　干品放在阴凉通风处可长期保存。将重量为枣重量 4% 的食盐加入枣中，分层撒匀，然后密封，可使枣久藏不坏，也不会变咸。

食用宜忌　1. 秋季食鲜枣可以补充维生素 C，但过量食用可伤脾胃。

2. 腐烂的枣在微生物的作用下会产生果酸和甲醇，人吃了烂枣会出现头晕、视力障碍等中毒反应，重者可危及生命，要引起注意。

养生功效

枣有"天然维生素丸"之美称，维生素 C 的含量比柑橘高 7 ~ 10 倍，经常食枣能保护肝脏、有效降低血压以及提高人的免疫机能，是非常理想的保健食物。中医认为枣能养血安神、健脾和胃、防病抗衰、养颜益寿。

最佳搭档

枣 配

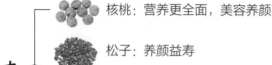

核桃：营养更全面，美容养颜

松子：养颜益寿

黑木耳：改善贫血

大米：健脾胃、补气血

治慢性胃炎

用料：生姜片 120 克，枣 500 克。

做法：将用料加水煮熟，每日吃 3 次，每次吃 10 余枚枣、姜 1 ~ 2 片，吃时用原汤炖热，饭前饭后吃均可。

治小儿汗证

用料：枣 30 克，桂圆肉 20 克，黑豆 40 克。

做法：将食材都洗净后放入砂锅中，加适量水，文火煨 1 小时左右至黑豆熟烂，一天分 2 次食完，连吃 15 天为一个疗程。

五彩糯米枣

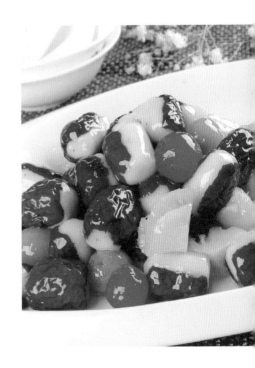

原料：枣 100 克，糯米粉 80 克，菠萝肉 100 克，绿樱桃、红樱桃各少许。

调料：白糖 30 克。

做法：

1. 将枣泡好去核，菠萝肉切块；

2. 糯米粉加水揉成团，塞入去核的枣中，装盘，放入蒸笼蒸熟后取出；

3. 白糖放入加有适量水的锅中煮溶化，再将枣、菠萝和绿樱桃、红樱桃倒入锅中炒匀，装盘即可。

花生

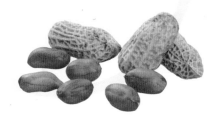

别名	落花生、长生果、泥豆、地豆
性味归经	性平，味甘，归脾、肺经
每日适用量	80克
热量	1247428 焦耳/100 克
适宜人群	高血压者、病后体虚者、手术病人恢复期以及孕产妇
不宜人群	体寒湿滞者、肠滑便泻者、跌打瘀肿或伤口含脓的病人
营养成分	碳水化合物、不饱和脂肪酸、蛋白质、胡萝卜素、膳食纤维、多种维生素和钙、铁、磷等

选购窍门 以粒圆饱满、无霉蛀的为佳，干瘪的为次品。

保存方法 应晒干后放在低温、干燥的地方保存。

食用宜忌 1. 花生容易霉变，霉变后会产生致癌力极强的黄曲霉素，应忌食。
2. 将花生连红衣一起与枣配合食用，既补虚又能止血，最宜用于虚弱的出血病人。

养生功效

花生对儿童提高记忆力有益，对老年人有滋养保健之功效。在用花生加工而成的花生油中，含不饱和脂肪酸达 76% 以上，不但可降低血胆固醇，同时对防止动脉粥样硬化、冠心病的发生均有效。中医认为花生具有健脾和胃、润肺化痰、清喉补气、通乳、利肾去水、降压、止血之功效。

最佳搭档

花生 配

芹菜、菊花脑、菠菜：预防心脑血管疾病

枣：补虚、止血、补血

红葡萄酒：保护心脏

猪蹄：防治产后气血皆虚、乳少

防治冠心病、高脂血症

用料：米醋、花生仁各适量。

做法：将花生仁洗净沥干，加入淹没花生仁的米醋，浸泡 1 周后即可。每日早晚各吃 1 次，每次 10 ~ 15 粒。

通脉增乳

用料：花生仁 100 克，黄豆 60 克，猪蹄 2 个，食盐少许。

做法：将花生米、黄豆先浸泡几小时，再将猪蹄与花生米、黄豆一起炖至熟烂，加食盐调味。

花菇花生煲凤爪

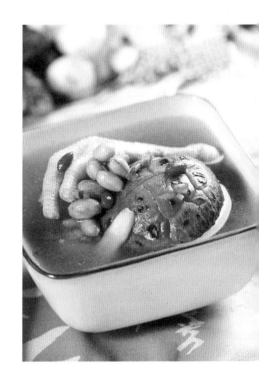

原料：凤爪（鸡爪）500 克，花生仁 100 克，大花菇 1 朵，枸杞子少许。

调料：料酒、食盐、味精各适量，姜片 15 克，葱花少许。

做法：

1. 花菇加水彻底泡发透，花生仁泡水 3 小时；

2. 鸡爪洗净剁去趾甲，锅中注水烧开，加入料酒，放入鸡爪汆烫，捞出再洗净；

3. 砂锅中加入适量水，放入花生仁、花菇、姜片、料酒、鸡爪、枸杞子，煮至鸡爪、花菇熟烂，加入食盐、味精调味，撒入葱花即可。

腰果

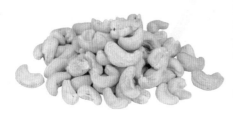

别名	鸡腰果、介寿果
性味归经	性平，味甘，归脾、胃、肾经
每日适用量	10~15 颗
热量	2310672 焦耳 /100 克
适宜人群	心脑血管疾病患者、脑力劳动者、女性
不宜人群	过敏体质者、腹泻者、肥胖者、胆功能不良者
营养成分	脂肪、蛋白质、碳水化合物、维生素及矿物质

选购窍门　以月牙形、色泽白、饱满、气味香、无虫蛀、无斑点的为佳。有黏手或受潮现象者，表示鲜度不够，不宜选购。

保存方法　用保鲜袋装好置于容器中，放于阴凉、干燥、通风处保存。

食用宜忌　1. 腰果含热量较高，多吃易致身体发胖。

2. 因腰果含油脂丰富，不适合胆功能不良者食用。

3. 腰果不宜久存，已有油哈喇味的腰果不宜食用。

养生功效

腰果是四大干果之一，含有丰富、多样的 B 族维生素，对食欲不振、下肢水肿及多种炎症有显著功效。腰果还含有丰富的维生素 A，对夜盲症、眼燥症及皮肤角化有防治作用，并能增强人体抗病能力，防治肿瘤。腰果中的不饱和脂肪酸可预防动脉硬化、心血管疾病，而亚麻油酸则可预防心脏病、脑卒中，是难得的长寿食品。腰果含有丰富的油脂，可以润肠通便、润肤美容、延缓衰老。

最佳搭档

腰果 配

大蒜：消除疲劳、增强免疫力

虾：促进代谢，增强抵抗力

降压

用料：腰果、醋各适量。

做法：将腰果加醋浸泡 7 天，每日早晚各吃 10 颗。

保护心血管

用料：腰果、虾仁、木耳、芹菜各适量。

做法：将以上食材炒熟食用。

腰果鸡丁

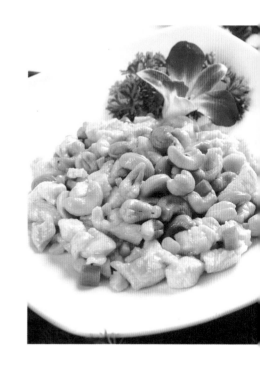

原料：腰果 150 克，鸡胸肉 350 克，蒜薹粒、
胡萝卜粒各少许。

调料：植物油、食盐、姜粉、生抽、淀粉各适量。

做法：

1. 鸡胸肉洗净切片，加姜粉、生抽、淀粉拌匀
   腌渍 15 分钟；

2. 锅中烧热油后下入鸡胸肉滑炒一下，盛出；

3. 往锅中下入腰果小火炒香，加入蒜薹粒、胡
   萝卜粒转大火翻炒，加入鸡肉片，一同炒熟
   后加食盐调味即成。

图书在版编目（CIP）数据

蔬果对症养生图典 / 张明编著. -- 沈阳 ： 辽宁科学技术出版社，
2019.3
    ISBN 978-7-5591-0763-3

    Ⅰ．①蔬… Ⅱ．①张… Ⅲ. ①蔬菜－食物养生 ②水果－食物养生
Ⅳ. ①R247.1

    中国版本图书馆CIP数据核字（2018）第115321号

蔬果对症养生图典
SHUGUO DUIZHENG YANGSHENG TUDIAN

江之鸟文化

策划制作：江之鸟文化
总 策 划：周诗鸿

出版发行：辽宁科学技术出版社
　　　　　　（地址：沈阳市和平区十一纬路25号　邮编：110003）
印 刷 者：辽宁新华印务有限公司
经 销 者：各地新华书店
幅面尺寸：170mm×240mm
印　　张：16
字　　数：420千字
出版时间：2019年3月第1版
印刷时间：2019年3月第1次印刷
责任编辑：郭 莹
封面设计：陈彩虹
责任校对：王玉宝

书　　号：ISBN 978-7-5591-0763-3
定　　价：49.80元

联系电话：024-23284376
邮购热线：024-23284502